中医骨伤特色流派丛书

魏氏伤科手法治疗图解

编著　狄任农　　郑润杰

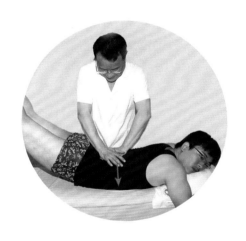

中国中医药出版社

·北　京·

图书在版编目（CIP）数据

魏氏伤科手法治疗图解/狄任农，郑润杰编著. —北京：中国中医药出版社，2013.11（2020.4 重印）

中医骨伤特色流派丛书

ISBN 978 - 7 - 5132 - 1637 - 1

Ⅰ.①魏…　Ⅱ.①狄…②郑…　Ⅲ.①正骨疗法 - 图解

Ⅳ.①R274 - 64

中国版本图书馆 CIP 数据核字（2013）第 230461 号

中 国 中 医 药 出 版 社 出 版

北京经济技术开发区科创十三街31号院二区8号楼

邮政编码　100176

传真　010 64405750

廊坊市晶艺印务有限公司印刷

各地新华书店经销

＊

开本 880×1230　1/32　印张 10.125　彩插 0.25　字数 246 千字

2013 年 11 月第 1 版　2020 年 4 月第 3 次印刷

书　号　ISBN 978 - 7 - 5132 - 1637 - 1

＊

定价　39.00 元

网址　www.cptcm.com

出版说明

　　骨伤科作为中医临床学科之一，其特色主要包括手法治疗和药物外治。与西医骨科手术不同的是，手法治疗在整体观念指导下，应用各种手法操作、固定器械等，对骨折、骨关节损伤等疾病进行治疗，具有局部与整体兼顾的特点。药物外治则由于具有不伤肠胃、局部吸收、见效较快等优点，在中医辨证施治原则指导下，被广大骨伤科医生和患者所认可。二者均是我国中医药学的宝贵遗产，不仅得到西医的认可，而且至今仍在临床广泛应用。

　　在骨伤科领域，受地域、手法不同和用药特色等因素的影响，形成了诸多的学术流派。这些流派各有千秋，异彩纷呈，是传承和发扬中医骨伤学术不可或缺的部分。梳理这些流派的学术专长，特别是临床易于掌握、行之有效的手法治疗和外用药物，将有助于弘扬骨伤科的中医特色，为当今临床提供有益的参考。为此，我们特别策划出版了这套《中医骨伤特色流派丛书》，包括《魏氏伤科手法治疗图解》《劳氏伤科临证指南》《魏氏伤科外用药精粹》《石氏伤科外用药精粹》《施氏伤科外用药精粹》等，希望本套丛书的出版，能为弘扬中医骨伤流派、传承中医骨伤特色作出应有的贡献。

中国中医药出版社

2013 年 8 月

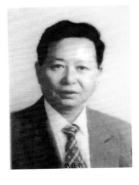

　　狄任农，男，1937年生，浙江省瑞安市人。1963年从上海中医学院医疗系毕业后，即分配到上海市伤骨科研究所，跟随全国著名伤骨科专家魏指薪教授从事临床和科研工作。1973年调浙江省温州医学院附属一院从事骨伤科临床工作，1996年被评为主任中医师。曾任浙江省伤科学会理事。温州市第六届政协委员，温州地区伤骨科专业委员会主任委员。1995年被温州市卫生局授予"温州市最佳骨伤专科"光荣称号，1998年退休。

　　迄今为止，计发表学术论文40余篇，其中二篇获温州市科技三等奖。1982年由浙江科学技术出版社出版著作《伤科手法治疗图解》一书，该书图文并茂，简明扼要，切合实用，因此出版后颇受读者欢迎，先后印刷三次，发行量达三万余册。1993年在一版基础上增加内容约1/3，再版发行。临床工作历时40余年，经验丰富，对脑震荡及其后遗症、腰椎间盘突出症、肩关节周围炎以及骨折、脱位等，运用伤科手法配合中西药物对症处理，功效卓著。《中国中医骨伤科百家方技精华》一书将其列为中国当代100位骨伤科著名专家之一。

　　平生勤奋好学，不耻下问，善于博采众长，主张在学术面前人人平等，不应有门户之见，或正统和非正统之差别；重视临床实践，认为医者必须发挥革命的人道主义精神，决不可唯名利是图；对中医事业的发展，认为只有在全面继承的基础上，才能取其精华，去其糟粕；同时应走中西医相结合的道路，掌握两套本领，只有这样才能将中医事业推向前进。

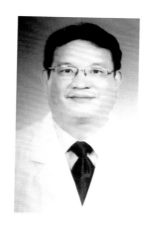

郑润杰，男，1959 年 12 月生，浙江省瑞安市人，1982 年 7 月浙江省统招 5 年制中医专业毕业，浙江省瑞安市中医院骨伤科主任中医师、协理员兼骨伤病区总主任。2002 年 5 月获"浙江省中医临床技术骨干"，2007 年被评为温州市名中医。担任瑞安市中医药学会副理事长，浙江省风湿病专业委员会委员，《中华临床防治杂志》编委会副主任等。曾担任瑞安市中医院副院长，连任五届瑞安市政协常委。

平生勤奋好学，善于博采众长，乐于钻研疑难病症，在 30 余年的临床实践过程中，不断探索研究，使自己的业务水平有了较大的提高，对某些骨伤科疾病的治疗方法创新颇多。对骨伤科常见病及疑难杂症，善于运用中医手法配合中西药物对症进行综合治疗，疗效良好。特别是对于骨折的处理，坚持"先中后西，能中不西"的治疗理念，运用闭合整骨手法配合小夹板固定治疗骨折，颇有心得，取得了卓著的效果，得到有关专家和群众的一致好评。主编《中西医临床诊疗全书》骨科分册，先后在省级以上刊物发表论文31篇。虽然经过多年的努力，取得了一些成绩，但仍自觉远远不够，任重道远。今后要继续努力学习，在实践中进一步提高，为发扬光大祖国医学的遗产而努力奋斗不息！

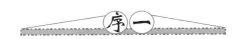

序一

　　骨伤科是中医学的一个重要组成部分，历史悠久。它是我国劳动人民在长期与疾病作斗争的过程中所积累起来的理论和经验结晶。

　　远在两千多年前，在《周礼·天官》中已有肿疡、溃疡、金疡和折疡的记载。其中所谓的折疡，即指骨折而言，这是中医学有关伤科专科的最早文献。此后，历代均有伤科著作问世，其中比较著名的有《仙授理伤续断秘方》、《世医得效方》、《正体类要》、《伤科补要》等。虽然这些著作在继承前人的理论与经验基础上有所发挥和创新，但由于受时代科学技术发展水平的影响，因此多数著作对骨伤科疾患的描述显得过于简单，且缺少图解，使后学者难以领会和运用。

　　狄、郑两位医师，师承中国著名骨伤名家魏指薪教授，结合自己数十年来的临床实践经验，同时吸收国内外骨伤科名家的特技与验方，将骨伤科常见病和疑难杂症的手法治疗编辑成书，名曰《魏氏伤科手法治疗图解》。该书以通俗易懂的语言，简明扼要的文字，阐明这些疾病的诊断要点以及治疗方法，并附以图解作为参照，使读者一目了然，心领神会，诚为不可多得之佳作。对今之求知若渴者，肯定有所裨益也。

特此作序，以表其绩。

浙江省中医药学会会长
浙江中医药大学原校长
浙江省骨伤研究所所长

肖鲁伟
壬辰年春于杭州

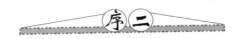

序 二

中医药技术发展史表明，中医几千年传下来的独特传授方式——师承教育，是继承与发展各科临证经验和学术思想的重要教育方法，中医骨伤也有其独特师承特点。

狄任农先生继承著名骨伤科名家魏指薪教授伤科手法，参考各家经验，结合自己临床经验，编成《伤科手法治疗图解》，先后印刷 4 次并再版。

我院骨伤科郑润杰主任中医师，温州市名中医，跟随温州名医狄任农先生学习，他们俩保持良好的师徒关系。郑润杰主任医师秉承狄先生对中医的热爱，对中医骨伤科事业认真继承，深入研究，敢于创新，将先进技术方法和中医理论相结合。验证临床实践 30 余年，取有效之处，充实成书，名为《魏氏伤科手法治疗图解》。为求书中经验更加实用，便于查阅，故以西医学病名为名，再列出通用诊断要点、手法治疗、中药应用、注意事项、典型病例，贯穿全书，并用图说明中医手法之奥妙。力求简洁明了、运用方便，体现了较好的实践性、实用性，希望本书的出版能对骨伤界同仁在临床上有所帮助。是为序。

浙江省瑞安市中医院院长　黄乡昆

2013 年 7 月 10 日

编写 说 明

　　手法治疗骨伤科常见病，方法简便，易于操作，疗效显著，值得临床医生推广与运用。但是，这些手法治疗多散见于有关医学文献之中，既缺乏专书，更缺少图解，因而给临床推广与运用带来诸多困难。

　　我们以著名骨伤科专家魏指薪教授伤科手法为基础，参考各家经验，结合我们多年来的临床实践，将治疗骨伤科常见病过程中行之有效的各种手法采用图解形式，编成《伤科手法治疗图解》一书，以供伤骨科临床医师参考与运用。

　　该书自 1982 年出版至今，先后印刷四次并再版，发行量颇多。由于抓住了骨伤科常见病的诊治要点，又切合实用，因此深受广大读者欢迎。

　　经作者 30 余年来进一步临床验证，书中所介绍的治疗方法，如能运用得当，有的手法甚至有立竿见影之效。但随着科学技术的不断进步，书中某些观点或治疗方法显得陈旧过时，同时有些疾病光凭手法是不够的，还必须采用中西医结合方法来处理，才能得取更好的疗效。有鉴于此，决定趁此次再版的机会，对某些过时的治疗方法予以修正，同时增加一部分对临床有参考价值的资料，使其内容更加翔实，以提高临床疗效，为继承与发扬祖国医学遗产作出必要的努力。为突出本书特点，本次出版将书名更改为《魏氏伤科手法治疗图解》。

作者狄任农年事已高，对再版本书已力不从心，此次之所以发挥余热，实为浙江省瑞安市中医院郑润杰主任医师之故。郑润杰是作者狄任农弟子，临床工作 30 余年，经验丰富，对某些骨伤科疾病的治疗方法颇多创新，2007 年被评为温州市名中医。郑润杰认为《伤科手法治疗图解》一书确系非常切合实用之优秀著作，如不能进一步修改和补充，实在非常可惜，愧对后人。在他的敬业精神感动之下，决心老当益壮，发挥余热。同时，郑主任将自己发表在有关刊物上的许多文章补充到本书之中。此外，他又以书面的形式，对《伤科手法治疗图解》的许多观点提出修改或补充意见。因此，可以毫不夸张地说，此次本书之所以能有再版之举，实属郑主任之功矣！

由于我们的学识与临床经验毕竟有限，书中难免仍会存在缺点或错误，如能得到有关同道的批评与指正，则不胜荣幸。

浙江省温州市第一医院　　狄任农
浙江省瑞安市中医院　　郑润杰
2013 年 8 月

魏氏伤科学术特色

　　魏指薪教授（1896—1984）山东曹县人，上海市名中医。出生于中医世家，幼承庭训，通过刻苦学习和临床实践，继承了家传的伤科学术知识。1925年来到上海，先后跟随武术名家王子平、内功名家农劲荪先生学习武功与内家功法，深得其传。因将武功、内家功与伤科整骨手法结合，其医术上了一个新台阶。

　　魏氏勤于著述和研究，编写或指导完成了《关节复位法》、《伤科常见疾病治疗法》、《魏指薪治伤手法与导引》等论文或专著。1984年上海市伤科研究所为纪念他90寿辰编印了《伤科论文汇编第六辑》一书，共收集有关魏氏伤科学术论文70余篇。1979～1982年，在魏氏指导下开展总结魏氏伤科经验的课题，如"祖国医学治疗软组织损伤的理论探索"、"理气活血剂在骨折愈合过程中的生物力学观察"、"魏氏伤科手法临床运用"等分别受到卫生部和上海市卫生局的奖励。魏氏为上海第二医学院中医骨伤科教授，曾任上海市伤骨科研究所副所长等职。

　　作者在随师参加临床实践过程中，体会最深刻的莫过于魏氏手法。运用其手法，治疗某些伤科疾患，诸如髌上滑囊血肿、腰椎间盘突出、急性腰扭伤、腱鞘囊肿等等，有时能手到病除，立竿见影。作者在上海中医药大学临近毕业之际，曾跟随上海市伤科名家石筱山、施维智先生等实习，这些大师，除了对骨折或脱位施以手法治疗外，对软组织损伤，则很少使用手法治疗。魏老则不然，他对软组织损伤的处理，除内、外用药外，多数都有手法配合治疗，因此大大提高了疗效。记得瑞金医院一名护士患颈椎病，骨科某大专家嘱她带上石膏领，尽量少活动，如此治疗近一年，毫无效果。后来她来恳求魏老救救她，说自己实在是痛苦不堪。魏老嘱其去掉石膏领，然后进行仔细的检查，并拿来 X 光片参考，认为她的病属于一般的颈椎病，给予中药热敷、内服，并加以轻巧的手法纠正错位。经治疗二周左右，症状即有明显的改善，患者称谢不已。

辨证论治，是中医最根本的特色与精华。伤科作为一门专科，虽有其特殊性，但在用药方面仍离不开这一原则。纵观古今中医伤科文献，对损伤一证的用药大多偏重于活血化瘀、温经散寒之类。先生则一再强调，治疗伤科患者，一定要因人、因时、因地制宜，要有整体观。活血化瘀之类药物，可用而不可滥用，应中病即止。对女性患者更应注意疏肝理气。记得一位成人伤员，左前臂科利斯骨折，已历时一月许，疼痛虽然有所减轻，但前臂肿胀依然明显。魏老认为属于脾气虚弱所致，予以六君子汤加味，固然服药一周后肿胀即明显消退。又一外来女干部，50 多岁，腰痛绵绵，精神不振，苔薄脉弦，摄片检查，除有骨质增生外，无其他发现。先生根据其临床表现，拟诊为肝气郁结。予以逍遥散出入，同时配合督脉手法治疗，经三周治疗，腰痛大减，精神振作。上述例子，不胜枚举。由此可见，先生的中医功底非同一般。

重视思想开导工作，是先生治病的又一特色。魏老的病员，多数来自全国各地的高级干部或部队的首长。他们所患的病痛，大多经过各地专家的诊治而效果不甚理想。因此当他们来就诊时，常常顾虑重重。针对这一情况，魏老不是急于替他们处方用药，而是耐心地倾听他们的诉说，然后逐一加以分析，以消除他们思想上的顾虑，提高其战胜疾病的信心。有一位高级干部，经魏老做详细而耐心的思想工作后，高兴之至。他说，听了魏老的精辟分析后，思想顾虑解除了，虽然尚未用药，但毛病似乎好了许多。

　　魏老的高尚的医风、医德更是值得后人敬仰。先生治病总是很耐心，从不对病人发脾气。不论其职位高低，或贫富差异，均一视同仁，充分体现了救死扶伤的革命人道主义精神。曾有一位从苏北来的农民，骨盆骨折住了院，基本治好后将要出院时，因经济困难一时无法解决。我们将此情况向他汇报，他就帮助其减免了部分医药费，并给予路费及生活费回家疗养。如此例子是屡见不鲜的。我想，魏老之所以生前获得广大民众的称颂和尊敬，这与他的高尚医德医风及良好的医术是分不开的。

　　这位可敬的医学大师，如今已驾鹤西去。但他为继承和发扬祖国医学立下的汗马功劳是不可磨灭的。

狄任农

2013 年 8 月 17 日

目　　录

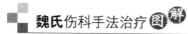

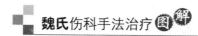

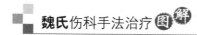

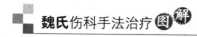

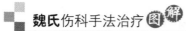

颈 椎 病

颈椎病，又称颈椎综合征。系指颈椎及其软组织退行性改变或颈椎间盘突出等因素，刺激或压迫颈部神经根、血管及脊髓而引起的临床综合证候群。作者临床体会，本病发生与年龄、劳损以及风湿等因素有关。

诊断要点

1. 本病多见于中年以上的成人，一般均有不同程度的劳损史。

2. 单侧或双侧上肢酸痛兼有麻木感，还可能有头痛以及颈项牵掣不舒等症状。

3. 颈椎棘突有压痛，有时某一棘突偏歪。

4. X 线摄片提示颈椎生理弧度变直，椎体前后缘有骨质增生，偶尔可见到颈椎间隙或椎间孔变窄和项韧带钙化等改变。

5. 颈椎间盘突出症，上肢的神经反射多有所改变。如肱二头肌反射减弱，则表明颈椎 5～6 椎间盘突出；肱三头肌反射减弱，则为颈椎 5～6 椎间盘突出；桡骨膜反射减弱，则有可能颈椎 5～8 椎间盘突出。

根据临床表现，目前将颈椎病大致分为下列四型：

（1）神经根型 以颈神经根受累为主要特点的颈椎病，称为神经根型颈椎病，表现为头、颈、肩处有定位疼痛，颈部功能不同程度的受限，上肢有反射痛，手指麻木，少数患者还可出现肌肉萎缩。

（2）脊髓型 以颈脊髓受损为主要特点的颈椎病，称为脊髓型颈椎病。表现为颈肩痛伴有四肢麻木，力量减弱或僵硬，行动笨拙甚至不能站立与行走，部分病例出现胸或腹部有束带感，大、小便失禁等。

（3）椎动脉型 颈椎的不稳定、椎间盘侧方的突出，以及钩突关节的增生，均可直接刺激椎动脉使之痉挛，或直接压迫使之扭曲、狭窄或闭塞，继而出现基底动脉供血不全。临床表现为头晕、恶心、呕吐、四肢麻木、力弱，甚至猝倒，但意识无障碍。症状的出现常与头颅转动有关。

（4）交感神经型 以头颅、上肢的交感神经功能异常为主要特点的颈椎病，称为交感神经型颈椎病。有头痛或偏头痛，平衡失调，心前区疼痛，心律紊乱，视力模糊，多汗或无汗，以及由于血管痉挛而出现的肢体发凉、指端发红、发热、疼痛或感觉过敏等症状。

对于一个病人来说，有时并不只有一种类型的症状，可能有两种或两种以上类型的症状同时出现，临床上称之为综合型颈椎病。

必要时，应作核磁共振或 CT 检查，以进一步明确诊断。

手法治疗

（一）旋颈松肩法

此为颈椎病及落枕的常规手法，效果较好。

1. 患者正坐。术者用双手指提拿肩部两侧斜方肌，使之松舒（图1）。

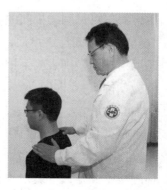

图1 旋颈松肩法（一）

2. 将患臂上举过头，手心朝上。术者一手托其肘部，另一手以手心对患者手心，直线向下按压1~2分钟（图2）。

3. 将患侧肘部屈曲，手臂从患侧腋下向后拉出，使肩部肌肉放松（图3）。

4. 术者用一手食指和中指置于患侧耳部前后，用手掌托住下颌部，令患者向健侧看。另一手握住手腕部，使患侧手臂上举过头，并缓缓用力向后放下（图4）。

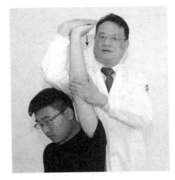

图2 旋颈松肩法（二）

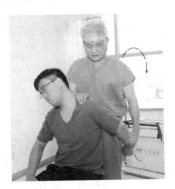

图3 旋颈松肩法（三）

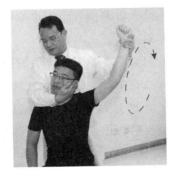

图4 旋颈松肩法（四）

5. 术者一手固定下颌部，并用肘部按住患者肩部。另一手置于患侧耳后，前臂掌侧紧贴头顶部。双手同时用适当的力量向相反方向扳拉，可听到斜方肌粘连松解的响声（图5）。

6. 术者一手固定下颌部，另一手揿定后枕部，在颈部略微后伸并牵拉姿势下，双手同时密切配合，用适当的力量使头部向左、右侧旋转，此时可听到弹响声，示意手法成功（图6）。

如双侧上肢均有酸痛木麻感，应按上述步骤，左右上肢同时操作。

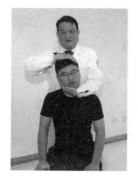

图 5　旋颈松肩法（五）

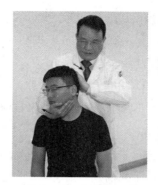

图 6　旋颈松肩法（六）

（二）推扳法

凡颈椎两侧软组织痉挛明显，或兼有头痛者，运用此法，有时疗效显著。

患者正坐，头部姿势如图 7 所示。术者站在一侧，用双手大拇指指腹将头半棘肌、头夹肌和颈夹肌等，自颈椎棘突边缘由上而下向外侧紧推，左右轮换操作（图 7）。

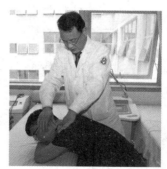

图 7　颈椎病推扳法

（三）棘突偏歪纠正法

触诊若发现某一颈椎棘突有偏歪时，用此法纠正，奏效迅速。

以颈椎棘突偏右为例。患者正坐，术者站在后方。左手拇指顶住向右偏歪之棘突，其余四指紧贴后枕部。右手掌托住患者左面颊及颏部。在颈部后伸并牵引姿势下，双手同时密切配合，用恰当的力量使头部向右侧转动，即可听到弹响声，同时感觉指下棘突向左移动（图 8）。

中药应用

颈椎病多属慢性病，适当配合中药治疗是必要的。以中医理论分析，可分多种类型：凡症见上肢肌肤麻木不仁，脉微而涩者，属气血两虚、营卫不和之候，治宜补益气血、调和营卫，黄芪桂枝五物汤（附方1）加当归主之；凡痛势较剧，颈项牵掣不舒，脉沉紧者，属阳气不足、寒湿凝

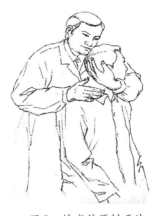

图 8　棘突偏歪纠正法

滞之候，法当温阳益气、散寒止痛，乌头汤（附方2）主之；若症见头晕头痛，胸闷口苦，纳谷不香，苔黄腻，脉弦滑者，属湿热中阻、肝阳上扰之候，治宜清化湿热、平肝潜阳，温胆汤（附方3）加味主之；凡症见头痛头晕，耳鸣耳聋，视物模糊，舌红少苔，脉细数者，属肝肾阴亏、虚阳上扰之候，治宜养阴、平肝、潜阳为法，杞菊地黄汤（附方4）加石决明主之。此外，二参汤（附方42）、加味芍药甘草汤（附方43）、桂枝加葛根汤（附方102）等皆可酌情应用。

注意事项

1. 对颈椎病的治疗，以往多主张以格里森（Gjlisson's）牵引为主（图9），或配合理疗等，有一定效果。近年来，以伤科手法为主，辅以中药治疗，疗效比前者更好。

手法治疗的机理，冯天有主任认为，手法可纠正颈椎解剖位置的轻微变化，使之恢复原颈椎间的内外平衡关系，解除对侧索的牵扯，从而使症状随之减轻或消失。

2. 作者曾治疗一例颈椎病患者李某，男，65岁。摄片提示

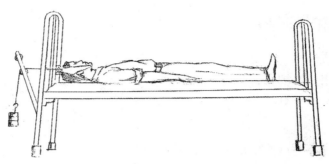

图9　格里森牵引

颈椎肥大伴四、五间隙明显狭窄。予以棘突偏歪纠正法 1 次后，结果上下肢麻木加剧，步履发生困难。后行格里森牵引疗法，配合中西药物对症处理，约经两个多月治疗才转危为安。由此体会到，凡颈椎肥大伴有椎间隙明显狭窄者，表明颈椎间盘有变性或损伤，旋转颈椎之类的手法应慎用或最好不用，以牵引疗法为主较安全。

3. 颈椎牵引是法国人格里森于 17 世纪开始使用，至今普遍应用于颈椎骨折、颈椎病的治疗，乃至成为家庭的保健疗法。

但是使用该牵引的时候，要注意下述几点：

（1）牵引重量为 2.5 ~ 4 千克，开始时要轻一些，待患者适应后才逐渐加重。

（2）牵引时，头部的床脚应垫高 20 厘米，使头高脚低，形成牵引态势。

（3）每日牵引 2 ~ 3 次，每次以 1 小时为限。

（4）总的牵引时间，以 4 ~ 6 周为一疗程。对于神经根型颈椎病来说，格里森牵引疗法是最安全而行之有效的办法。

颈椎牵引，最好采用平卧位。因为人在平卧后，头颅下有床垫，不需要颈肌来支撑着，颈肌也就松弛了。因此，卧位牵引是颈椎牵引比较科学的方法。而且在坐位姿势下进行牵引，颈肌为了

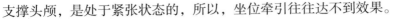

支撑头颅，是处于紧张状态的，所以，坐位牵引往往达不到效果。

必须指出的是，颈椎牵引疗法主法适用于神经根型颈椎病，即表现为肩背痛、上肢麻木或疼痛的颈椎病。对有头晕、头痛或颈曲变直，颈椎生理弧度反曲的颈椎病，则不宜作牵引疗法。因为这类颈椎病，多为椎动脉型，牵引会引起椎动脉痉挛，加重头晕。有人认为，脊髓型颈椎病也不宜进行格里森牵引。总之，作者认为，患者如果通过牵引，自我感觉良好的，应把牵引作为适应证；如果在牵引过程中，自觉不舒服，且症状有所加重者，则应祛除牵引，改用其他疗法。

4. 改变工作时的姿势也应予以重视。颈椎病大多数患者，虽然无明显的外伤史，但很多人有较长时间在低头姿势下工作史。例如，长期以电脑操作为职业者、装配工等，如果不改变他们的职业，或不改善他们的工作环境，则很难收到预期的效果。

5. 针灸对颈椎病有一定的效果。如以头痛为主，则取合谷、太阳、印堂针之，或用耳针；后头痛取风府、风池、昆仑；巅顶痛取百会、太冲、昆仑；头昏取合谷、印堂、风池。此外，颈椎病患者，在双侧肩井穴处多有压痛点，如用消毒针头点刺出血，然后用火罐抽吸之，则效果更好。

6. 对久治不愈的颈椎病，特别是颈椎间盘突出较明显的患者，如果经保守治疗无效，且出现四肢麻木，大、小便障碍，膝关节、踝关节阵挛等征象者，应建议骨科会诊，必要时应进行手术治疗。手术疗法虽有一定效果，但风险较大，应严格掌握手术适应证。

7. 配合功能锻炼能提高疗效。其方法有：

（1）颈部旋转锻炼法　患者颈部作顺时针及逆时针缓缓转动，每日 3 次，每次各 15～20 下（图10）。

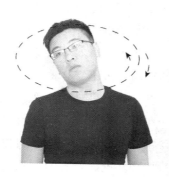

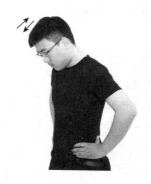

图 10　颈部旋转锻炼法　　　图 11　前俯后仰锻炼法

2. 前俯后仰锻炼法　开始时头尽量前俯，使下颏能碰到或接近胸部，然后缓缓将头尽量后仰，如此反复轮流操练。每日 3 次，每次15～20下（图 11）。

典型病例

例 1. 王某，女，45 岁。1979 年 12 月 6 日初诊。

主诉：颈项酸痛、活动困难，伴右上肢发麻 2 月余。X 线摄片提示：第四、五、六颈椎肥大性改变，椎间隙正常，生理弧度变直。曾经针灸、推拿、理疗以及中西药物对症处理，症状无明显改善。后来本院伤科就诊。每周予以旋颈松肩法 2 次，同时配合四肢洗方（附方 13），热敷颈项部，内服黄芪桂枝五物汤（附方 1）加制川草乌各 5 克（与白蜜一起先煎半小时），僵蚕 10 克、炙麻黄 5 克、当归 10 克、鸡血藤 15 克、白蜜 30 克。经 1 个月治疗，颈椎活动恢复正常，症状消失。3 年后随访未复发。

例 2. 戴某，女，46 岁，1980 年 10 月 16 日初诊。

主诉：颈项酸痛伴右上肢麻木已 1 周。颈椎正侧位摄片显示第五颈椎椎体骨质增生，生理弧度变直。检查：其第五颈椎棘突偏右。予以棘突偏歪纠正法 2 次后，疼痛及麻木消失。

脑震荡及其后遗症

头部遭受直接或间接暴力打击后，引起中枢神经系统功能一时性障碍，称为脑震荡或脑外伤综合征。一般认为脑震荡经过 3 个月的治疗与休息后，如仍有头痛头晕、记忆力减退等症状存在，则称为脑震荡后遗症或脑外伤后综合征。

脑震荡时，脑组织内没有明显的器质性变化，至多有时在镜检中发现点状出血，或者脑皮质和脑膜发生轻度水肿，故通常认为本病引起的脑功能障碍，是短暂的、可恢复的。

诊断要点

1. 头部有遭受暴力打击史。

2. 有短暂的意识丧失，一般程度较轻，历时较短，不超过半小时。

3. 有明显的近事遗忘症，即不能记忆受伤当时及受伤前后的事情，然而对过去的经历则能清楚地回忆。

4. 清醒后常诉有头痛、头晕、恶心呕吐、夜寐不安等症状。

5. 神经系统检查无异常发现。

手法治疗

颈椎棘突偏歪纠正法（见图8）

作者通过长期临床实践，发现有些脑震荡及其后遗症患者，尽管详细地进行了辨证施治，但始终见效不显。追问其病情，多诉有颈项牵掣不舒感；仔细检查其颈椎，常发现某一棘突有偏歪。此时若运用手法予以纠正，则症状很快改善。其机理，既往仅凭经验而难以理解，读了《广州医药》1982 年第一期而深有启发。湖北省颈脊反射学教研组，自 1978 年以来对脑震荡及其后遗症患者进行了系统的观察与研究，发现该病并非是通常认为的纯属于功能性的，而是在颈椎上有它的特殊反射规律——固定位置的颈椎错位。究其发生原因，一是头部损伤的同时因力的传导导致颈椎错位；二是头部外伤后所出现的病理反应，放射到颈椎而引起错位。报道运用手法治疗 58 例，术后其所表现的一系列症状大多随之减轻或消失。

中药应用

根据辨证论治用药，能提高疗效。损伤早期，头痛头晕、泛泛欲呕者，宜用柴胡细辛汤（附方 5）、川芎钩藤汤（附方 6）或温胆汤（附方 3）加左金丸、参三七、石菖蒲、琥珀、白蒺藜、生石决明等。头部青紫肿胀较明显者，宜防风芎归汤（附方 7）；头痛头晕、烦躁不安者，宜琥珀安神汤（附方 8）。对后遗症的治疗，若辨证为心脾两虚，宜归脾汤（附方 9）；中气不足者，宜补中益气汤（附方 10）；肝肾阴虚者，宜杞菊地黄汤（附方 4）；心肾失交者，加味交泰汤主之（附方 11）；伤后瘀阻脉络，不通则痛者，宜通窍活血汤（附方 12）；脑外伤综合征后期，如见有精神抑郁，夜寐不安，健忘多梦，舌红脉数等证候者，宜选用加味甘麦大枣汤（附方 44）。

注意事项

1. 手法仅适用于颈椎某一棘突有偏歪者。每 3～4 天进行 1 次，一般通过 3～4 次操作即有效果。

2. 对刚受伤后恶心呕吐严重，难以进食者，用 10% 葡萄糖 1000 毫升、维生素 B$_6$100 毫升和细胞色素 C 15 毫克混合，进行静脉滴注，对改善脑组织的缺氧状态、补充体液等有较大帮助。

3. 针灸对脑震荡及其后遗症的治疗效果比较好。一般此症均有头痛、头晕、食欲不振、夜寐不安等症状，可取风府、风池、百会、合谷、印堂等穴位针之。失眠者可加神门、三阴交；食欲不振者，应加足三里、中脘等穴，有一定的帮助。

此外，靳瑞教授的晕痛针（四神针、太阳、印堂）效果也较好。其中所谓四神针，是指以百会穴为中心，前后左右各旁开 1.5 寸是也。头部由于部位特殊，通常均有头发覆盖，因此严格消毒是必要的。

4. 本病应与下述损伤严格鉴别，必要时应作头颅 CT 检查和请脑外科医生会诊，否则后果不堪设想。

脑挫伤

头部遭受暴力打击后，造成脑组织的实质性损害时，称为脑挫伤。

（1）外伤史。

（2）昏迷时间超过半小时。

（3）脑膜刺激征阳性。因脑挫伤常伴有蛛网膜下腔出血，血液混杂于脑脊液内，可引起脑膜刺激征。

①布鲁金斯基（Brudzinski's）征。患者仰卧，屈曲其颈部使下颏与胸部接近，此时若患者之膝、髋关节均反射性地屈曲，即为布鲁金斯基征阳性（图12）。

②克尼格（Kernig's）征。患者仰卧，屈髋、屈膝90度，然后将膝关节被动伸直。若克尼格征阳性，则感觉疼痛并且伸展亦受限制（图13）。

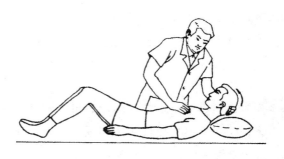

图 12　布鲁金斯基征

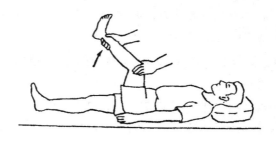

图 13　克尼格征

（4）腰椎穿刺时若发现脑脊液带有血性，则诊断更加肯定。

脑干损伤

指中脑、脑桥及延髓等的损伤。

（1）受伤后意识不清，并且持续时间较长，轻者数周，重者数年，甚至终身陷于昏迷状态之中。

（2）去大脑强直状态。典型的发作是四肢伸肌肌力增高，颈项后仰，呈角弓反张状。轻者阵阵发作，重者持续性强直。受到外界刺激，如压眼眶或针刺皮肤等，均可诱发（图 14）。

（3）病理反射阳性。包括：

①巴宾斯基（Babinski's）征。用钝尖物由后向前轻划足底外

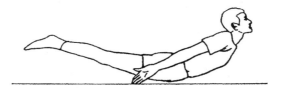

图 14　去大脑强直状态

缘，如出现拇趾背伸，其余四趾跖屈并呈扇形分开，则称为巴宾斯基征阳性（图 15）。

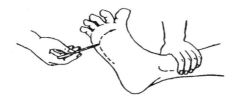

图 15　巴宾斯基征

②奥本海姆（Oppenheim's）征。用拇指紧压胫骨内缘并往下滑动，阳性时拇趾背伸（图 16）。

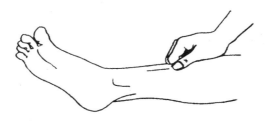

图 16　奥本海姆征

③戈登（Gordon's）征。握捏小腿腓肠肌肌腹，阳性时拇趾背伸（图 17）。

④布鲁金斯基征阳性。

⑤克尼格征阳性。

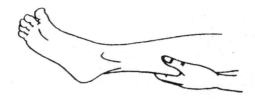

图 17　戈登征

⑥踝阵挛。检查者一手抬起患者小腿，另一手握住足尖，使踝关节骤然背伸并保持一定的推力，阳性时，踝关节呈节律性抖动（图18）。

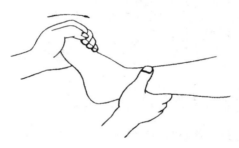

图 18　踝阵挛

⑦髌阵挛。患者下肢伸直，检查者用虎口部揿住髌骨上缘，骤然下推并继续保持一定之推力，可见髌骨呈节律性跳动（图19）。

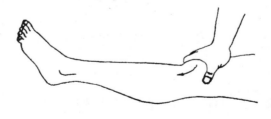

图 19　髌阵挛

颅内血肿

（1）主要表现为意识上有昏迷—清醒或好转—再昏迷的过程。

（2）单侧瞳孔进行性扩大。头部受伤后如出现单侧瞳孔进行性扩大，对光反应消失，则表示瞳孔扩大侧的颅内有血肿存在，形成颞叶疝压迫同侧动眼神经所致。这一体征，对颅内血肿的诊断、定位乃至处理均有重大意义。

（3）对侧肢体的不完全性瘫痪以及出现病理反射。

（4）血压升高等。

颅底骨折

多由于从高处跌下，冲击力过剧而引起。诊断主要依据临床表现，X 线摄片的价值很小。如见有血液或清水样之脑脊液自耳道或鼻孔流出，应立即考虑有颅底骨折存在之可能。前颅窝骨折时，表现为眼结合膜下出血、鼻孔出血或流出清水样之脑脊液；中颅窝骨折时，则耳道出血或流出脑脊液，有时同侧面神经瘫痪；后颅窝骨折时，则有咽喉出血，乳突周围皮下可见瘀斑。

典型病例

例 1. 郑某，男，51 岁。住院号：112532。

主诉：于一天前不慎从约 3 米高的阁楼上摔下，当时神志昏迷达 10 分钟许，嗣后即感头痛头晕，泛泛欲恶，胃纳大减。神经外科检查确诊为脑外伤综合征。经住院用细胞色素 C、维生素 B_6、谷维素等治疗约 2 周，恶心及胃纳虽有一定程度改善，但头痛头晕未见减轻。后转入伤科病房要求中药治疗。检查：神志清楚，对答切题，瞳孔等大，对光反应存在，苔薄黄腻，脉象弦滑。触诊发现其第二颈椎棘突偏右。先后予以手法治疗 2 次，内服温胆汤（附方 3）加味。1 周后上述症状基本消失出院。

例2. 林某，男，38 岁。1978 年 6 月 11 日初诊。

主诉：4 个月前头部被砖块击伤，当时昏迷片刻，并有呕吐 2 次。刻诊头痛头晕，颈项牵掣不舒，夜寐欠安，胃纳尚佳，苔薄质红，脉象弦细。检查：第五颈椎触诊发现棘突偏右。拟诊为脑外伤后综合征。予以每周进行棘突偏歪纠正法 1 次，内服杞菊地黄汤（附方 4）加白蒺藜、钩藤、琥珀粉、生石决明等。3 周后随访，诸症消失，恢复工作。

肩关节周围炎

　　肩关节周围炎，是关节囊和关节周围软组织的一种退行性、无菌性和炎症性的疾病。为骨伤科常见病之一，患者女性多于男性。属中医"痹证"范围。如不及时采取有效的治疗措施，迁延日久，可使关节粘连而严重影响关节活动功能。根据作者临证体会，本病的出现与年龄、风湿以及外伤等因素关系密切。

诊断要点

　　1. 好发于 50 岁左右的成年人，故又有"五十肩"之称。有的突然发生，但多数发展缓慢，病史可达数周或半年以上。

　　2. 患者多有外伤、慢性劳损或肩部受寒史。

　　3. 患肩疼痛，活动受限，对外展与内旋动作影响较大。

　　4. 日久肩部肌肉可发生废用性肌萎缩。

　　5. X 线摄片证实无明显病理变化。

手法治疗

（一）牵拉运肩法

　　牵拉运肩法为肩关节周围炎的常规操作手法。适用于慢性缓解期。如每周坚持操作 1~2 次，一般在 1 个月内即有显著效果。

　　1. 术者一手握住患肩，另一手固定腕部，先向下拔拉，然后缓缓外展抬高 5 下（图 20）。

　　2. 在患肩外展姿势下，作顺时针及逆时针环行运动各 5 下

（图21）。

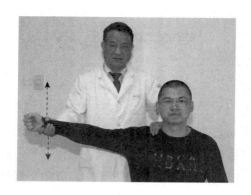

图20 牵拉运肩法（一）

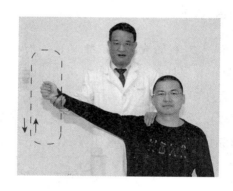

图21 牵拉运肩法（二）

3. 在外展姿势下，使患侧上肢旋后，并在肩部作点、按、揉动作（图22）。

4. 术者一手按住肩部，另一手握住腕部，在牵引下使患肩被动上举，注意不要用力过度（图23）。

5. 患者将手置于健侧肩部。术者一手按住患侧肩部，另一手握住肘部，向健侧推挤5下（图24）。

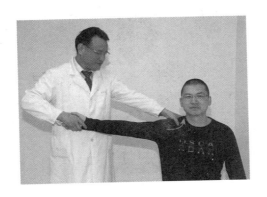

图 22　牵拉运肩法（三）

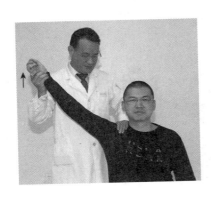

图 23　牵拉运肩法（四）

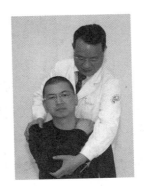

图 24　牵拉运肩（五）

6. 患者将患侧手臂置于背后。术者一手按住患侧肩部，并将肱二头肌长头向后扳拉。另一手位住患者手腕部，作向后上方牵拉 5 下（图 25）。

7. 在患肩外展姿势下，术者双手握住腕部，作牵拉和抖肩动作 5 下（图 26）。

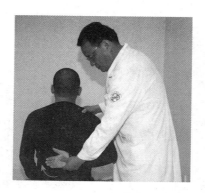

图 25　牵拉运肩法（六）

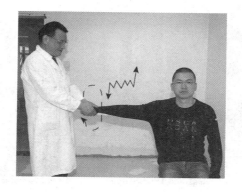

图 26　牵拉运肩法（七）

（二）推扳法

不论急性发作期或慢性缓解期均可使用。

1. 将斜方肌拉向后下方（图 27）。

2. 将肱二头肌长头肌腱和三角肌拉向后下方（图 28）。

3. 提拉胸大肌（图 29）。

4. 最后将冈下肌、小圆肌和大圆肌向下推扳（图 30）。

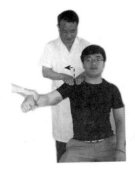 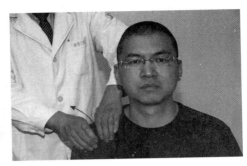

图 27　推板法（一）　　　　　图 28　推板法（二）

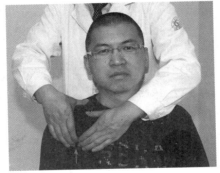

图 29　推板法（三）

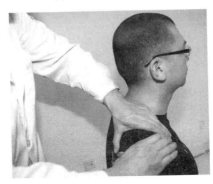

图 30　推板法（四）

中药应用

辨证论治，选用中药内服，对改善症状有效。诸如加味玉屏风散（附方45）、加味芍药甘草汤（附方43）、参芪通络饮（附方46）、五桑四藤汤（附方47）、牛蒡子汤（附方48）、加味当归四逆汤（附方49）、补肝合剂（附方50）等皆可酌情选用。在通常情况下，予以大活络丸（附方14）或人参再造丸（附方15）内服，也有较好疗效。

注意事项

1. 伤科手法对肩关节周围炎是一项有效的治疗措施，但要持之以恒，动作要逐渐加重，使患者有一个适应过程。若急于求成，则往往不能达到预期效果。尤其是急性发作病例，一般须先用四肢洗方（附方13）热敷1～2周，待症状缓解后，再施以手法治疗，方能取得显著效果。

2. 用1%普鲁卡因10毫升与醋酸确炎舒松0.5毫升混合，作封闭疗法，每周1次，以3次为1个疗程，也有一定疗效。术前须摸触喙突（参见245页图222），然后在其外侧将针头直接插入肩关节内注射方有效。

3. 有些病例，在其肩关节周围先用七星针叩打出血，然后用较大的火罐进行拔罐疗法，每周1次，有活血、通经、镇痛良效。此外，针刺合谷、外关、曲池、肩髃等穴位也有效果。有人报道，在足三里穴下2寸处针刺之，对缓解肩周炎症状有效。

4. 个别久治不愈的顽固病例，很可能与颈椎病有关，应予以颈椎正侧位摄片检查。如兼有颈椎病存在，应两者同时治疗，可提高疗效。

5. 作者近几年来，对确诊为肩关节周围炎而伴有肩关节功能明显障碍者，在颈丛麻醉下，令患者仰卧床上，助手甲用双手固定其骨盆使之不动，助手乙立于患侧，用双手轻揉肩部。术者双手固定前臂，并使之旋后，然后在牵引下，徐徐将肩关节外展，常有粘连的撕裂声闻及。再令患者取坐位，将其肩关节被动内旋至最大限度。术后在 10% 葡萄糖盐水中加入复方丹参注射液 20 毫升、地塞米松注射液 5 毫升、丁胺卡那霉素注射液 0.4 克，静脉滴注。经过 1～2 周治疗，大多数患者的肩关节功能可有较大改善。

6. 作者曾遇到 1 例男性患者，年龄 71 岁。诉左肩疼痛 1 年，无外伤史，在当地久治无效，经朋友介绍就诊。患者气色红润，声音响亮。经手法治疗后，疼痛加剧。摄片检查，发现左肱骨外科颈骨质明显破坏伴病理性骨折，又经 CT 检查，确诊为转移性肿瘤。经此教训后，凡遇此等病例，必先嘱其摄片，以防止误诊而出现不良后果。

7. 在手法治疗期间，如配合积极的功能锻炼，则疗效显著提高。

功能锻炼的方法：

（1）摇肩锻炼法　健手撑腰，患侧手部呈握拳状，肘部伸直，然后作顺时针和逆时针摇肩 20～30 下，每日 2 次（图 31）。

（2）过滑车锻炼法　在天花板上装一滑轮，用一根绳索穿过滑轮，两手分别握住绳的两端，作上下牵拉运动 20～30 下，每日 2 次（图 32）

（3）反扳锻炼法　在患侧上肢内旋并后伸姿势下，健手握患手下，向健侧并向上牵拉 10～20 下，每日 2 次（图 33）。

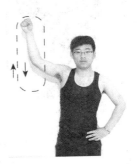

图 31　摇肩锻炼法

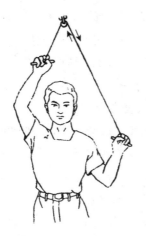

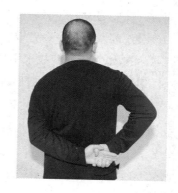

图 32　过滑车锻炼法　　　　　　图 33　反扯锻炼法

（4）拱手锻炼法　双手合拢，肘部伸直，以健侧上肢用力帮助患肢上举 10 ~ 20 下，每日 2 次［图 34（a）］。

（5）手指爬墙锻炼法　患者站立，面对墙壁，用患侧手指沿墙头缝徐徐向上爬行，使上肢向上伸举至最大限度［图 34（b）］

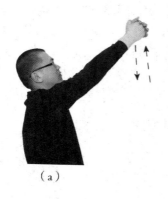

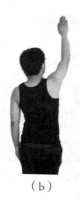

　　　　（a）　　　　　　　　　　　　（b）

图 34　拱手锻炼法及手指爬墙锻炼法

（a）拱手锻炼法　　（b）手指爬墙锻炼法

典型病例

例 1. 柯某，男，50 岁。1982 年 7 月 5 日初诊。

主诉：右肩关节疼痛已 1 年，无明显外伤史。检查：右肩关节活动明显受限制，尤以内旋活动受限为甚。肩关节 X 线正侧位摄片无异常发现。拟诊为左肩关节周围炎。牵拉运肩法每周进行 2 次，同时每日用四肢洗方（附方 13）热敷并进行功能锻炼。1 个月后，症状明显减轻，2 个月后疼痛基本消失，功能恢复正常。迄今随访未复发。

例 2. 廖某，男，60 岁。1980 年 10 月 15 日初诊。

主诉：右肩疼痛、活动轻度受限已 1 个月。X 线摄片无异常发现。予以推扳法，每周 2 次，同时内服大活络丸（附方 14），每日 2 次，每次 1 粒。2 周后功能恢复正常，疼痛消失。

例 3. 王某，男，56 岁。1998 年 10 月 28 日初诊。

主诉：左肩疼痛，活动受限 1 年，在当地久治无效。检查：左肩外展 45 度，前举 45 度，内旋时其拇指仅抵及腰骶关节水平。肩部 X 线摄片无异常发现。拟诊为肩关节周围炎。在颈丛麻醉下，手法松解粘连，术后被动活动肩关节，其功能基本恢复正常。10% 葡萄糖盐水中加入复方丹参注射液 20 毫升、地塞米松注射液 5 毫升、丁胺卡那霉素注射液 0.4 克，静脉滴注。1 周后复查，疼痛基本消失，肩关节功能基本恢复正常。

肱骨外上髁炎

肱骨外上髁炎又称网球肘，是指肘关节外侧以疼痛为主的综合证候群。常因慢性积累性劳损，导致肱骨外上髁伸腕肌腱（图35）附着处发生撕裂、出血和机化，并形成纤维组织而致病。中医属"伤筋"范围。

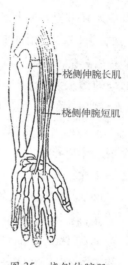

桡侧伸腕长肌

桡侧伸腕短肌

图35　桡侧伸腕肌

诊断要点

1. 有劳损史。多发生于常作旋转前臂和伸屈肘关节的工作者，如网球运动员、电工、木工等。

2. 患肘酸痛乏力。在肱骨外上髁以及肱桡关节等处有明显而固定的压痛点（图36）。

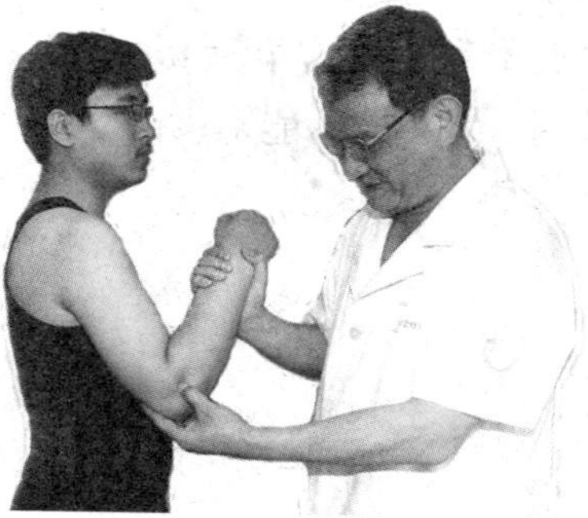

图36　肱骨外上髁炎之压痛点

3. 米尔（Mill）征阳性。当肘关节伸直，前臂旋转前并使腕掌屈时，可引起肱骨外上髁等处疼痛（图37）。

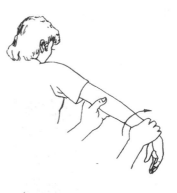

图37　米尔（Mill）征

手法治疗

（一）推扳法

推扳法适用于肘部软组织痉挛较明显者。

患者取坐位，屈肘90度。术者用双手手指将肱桡肌、桡侧伸腕长短肌等向外紧扳。手法自肘部开始，逐渐下移至腕部（图38）

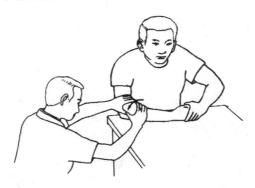

图38　肱骨外上髁炎推板法

（二）伸屈挺肘法

适用于肘部粘连较明显者。

1. 患者正坐，患侧上肢伸直，前臂旋后，手掌抵住术者腹部。术者一手握住肘部，另一手握住前臂远端，使肘关节被动过伸（图39）。

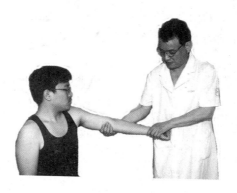

图39　伸屈挺肘法（一）

2. 使肘关节被动过度屈曲（图40）。

3. 使前臂尽量旋前并逐渐伸直肘关节至最大限度。然后握住肘关节后方的手顺势向前一推，即可听到粘连松解的撕裂声（图41）。

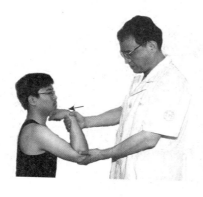

图40　伸屈挺肘法（二）

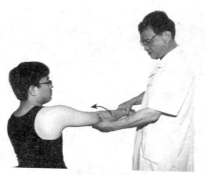

图41　伸屈挺肘法（三）

中药应用

有的患者，除有肱骨外上髁炎的征象外，同时伴有多关节的疼痛。这些病例大多与风湿有关，应配合抗风湿处理。一般内服大活络丸（附方 14）或人参再造丸（附方 15）有效。如兼用四肢洗方（附方 13）热敷，则效果更好。对个别极顽固的疾例，运用常规方法难以奏效时，应在益气、活血、化瘀的基础上，加虫类药物以搜剔络道，达到通则不痛之目的，如康复合剂（附方51）等。

注意事项

1. 手法对本病是有效的治疗措施，一般经 3～4 次治疗即可获效。

2. 在局部压痛点及其周围，用七星针叩击 5～10 下，然后用小型火罐抽吸之，使之出血，对缓解疼痛有效。

3. 压痛点明显而集中者，先行局部封闭疗法，随后施以手法，效果更为满意，通常 1～2 周内即可获愈。

4. 在治疗期间，尚应注意适当休息，以提高和巩固疗效。

5. 如经较长时间治疗而见效不明显，或兼有上肢麻木乏力者，则可能合并有颈椎病存在，应作颈椎摄片检查。若有颈椎病同时存在者，应配合颈椎病疗法，这样可使症状较快地缓解。

6. 对较顽固的病例，在局麻下使用小针刀松解粘连，有时能取得良好效果。

典型病例

例 1. 陈某，男，38 岁。1981 年 10 月 15 日初诊。

主诉：右肘酸痛已 2 周，曾行针灸等疗法无效。平时从事木工工作。检查：右肘关节活动正常，无肿胀，但肱骨外上髁部位压痛明显。拟诊为肱骨外上髁炎。予以伸屈挺肘法配合局部封闭疗法各 2 次后，症状消失。

例2. 王某，女，45 岁，1982 年 11 月 8 日初诊。

主诉：右肘酸痛已 1 周。检查：关节活动正常，无红肿热痛，肱骨外上髁有明显压痛。追问其损伤史，诉近 1 个月来每日从事织毛线操作。拟诊为右肱骨外上髁炎。予以推扳法和局部封闭疗法各 1 次，并嘱其适当休息。1 周后随访，疼痛基本缓解。再作封闭疗法 1 次，以巩固疗效。

肱桡滑囊血肿

肱桡滑囊血肿，是与髌上滑囊血肿相类似的一种损伤疾患。魏指薪先师称之为"筋出窝"。临床上比较多见。其发生，系在肘关节处于过伸和外翻位姿势下，手掌撑地跌倒，由于桡骨头与肱骨小头的相互撞击，使肱桡滑囊撕裂出血而形成局部包裹样血肿。

诊断要点

1. 急性损伤史。

2. 患肘剧痛，呈半屈曲状，功能严重障碍。

3. 肘后肱桡关节区正常凹隐消失，并出现一梭形肿块（图42）。

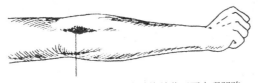

（1）肘关节正常伸直时，在肱桡关节区可出现凹陷

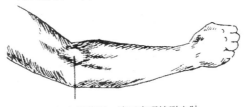

（2）损伤后，该区出现梭形血肿

图42 肱桡滑囊血肿

4. 肿块穿刺，可见血性液体。

5. X 线透视或摄片检查无异常发现。

手法治疗

过伸屈肘法

术者一手握住肘部，另一手固定前臂远端，在前臂旋后位姿势下，先将肘关节过伸（图43），继而立即使关节过度屈曲（图44），手法即告完成。

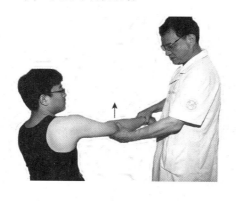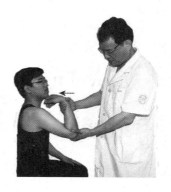

图43　过伸屈肘法（一）　　　　　图44　过伸屈肘法（二）

中药应用

运用活血化瘀中药内服能加快血肿吸收，一般选用泽兰叶汤（附方32）、四物止痛汤（附方18）以及七厘散等（附方17）。外用三色敷药（附方16）加压包扎。2周后如见肘关节功能尚有轻度障碍者，应以活血化瘀合剂（附方60）煎汤熏洗，以助功能恢复。

注意事项

1. 肱桡滑囊血肿虽属于肘部软组织损伤，但其临床表现较为特殊，如早期处理失当，常会遗留肘关节功能障碍。运用伤科手法治疗，往往立见功效。但是，操作时必须轻重适度，以免发生意外。手法一般仅操作 1 次。

2. 在手法操作过程，术者手下可有滑囊血肿破裂消散的感觉。由此设想手法治疗机理，系由于挤破了肿胀的肱桡滑囊，使包裹样血肿得以消散到肘关节腔及其周围的组织中，从而有利于瘀血的迅速吸收；同时，手法可使肘关节的轻微错位获得矫正，而轻微错位在 X 线摄片上是难以发现的，正像桡骨头半脱位不能用 X 线摄片来证实一样。

3. 凡有条件的单位，术前均应进行肘关节正侧位摄片检查，排除桡骨头或肱骨外上髁等处骨折以免误诊。

4. 作者曾遇一女性成人患者，右肘肱桡滑囊血肿，因怕疼痛而拒绝手法治疗，仅按一般对症处理，结果延至 2 个多月，功能方基本恢复。由此可见，手法治疗是何等的重要。

5. 肘关节滑膜炎有时也在肱桡滑囊区出现与肱桡滑囊血肿相类似的梭形肿块。但前者一般由风湿或创伤性关节炎所致，发病较缓慢，疼痛不甚剧烈，穿刺时可见黄色液体，X 线摄片或有肘关节骨质增生现象，白细胞计数、血沉以及抗"O"可偏高。只要掌握上述诊断要点，即容易与本损伤鉴别。

典型病例

例1. 郑某，男，12 岁。1981 年 8 月 16 日初诊。

主诉：平地跌倒致左肘关节剧痛已 2 小时。检查：左肘呈半屈曲状，功能明显障碍，肱桡滑囊区的正常凹陷消失，并出现一梭形肿块，穿刺见血性液体。X 线摄片关节无异常。即行过伸屈肘法治疗，术后梭形肿胀随之消散，约过 5 分钟，肘关节伸屈功能明显恢复。外贴三色敷药（附方 16），内服七厘散（附方 17）。4 天后复诊，功能恢复正常，疼痛基本缓解，但肘部外观尚有轻度肿胀，外以四肢洗方（附方 13）热敷，以善其后。

例 2. 陈某，女，42 岁。1988 年 3 月 2 日初诊。

主诉：于 2 小时前骑自行车不慎跌倒，左手掌撑地受伤，致左肘关节剧痛而来就诊。检查：左肘关节功能明显障碍，呈半屈曲状，左肘肱桡滑囊区的正常凹陷消失，并出现一梭形肿块，按之有波动感，局部穿刺见血性液体。左肘关节正侧位摄片未见骨折及脱位。拟诊为左肘肱桡滑囊血肿。在对患者及其家属作必要的说明后，术者一手固定肘部，另一手握住腕部先将肘关节过伸，继而立即使其过度屈曲。术后约 10 分钟，患者自觉疼痛明显减轻，活动随之大有改善。内服四物止痛汤（附方 18），外用三色敷药（附方 16）敷贴。1 周后复诊，除肘部略有肿胀外，自觉疼痛基本消失，肘关节功能恢复正常。

腕部扭伤

　　前臂与手的联结部分，称为腕部。它由尺骨和桡骨的远端、8 块腕骨、5 块掌骨的近端及其相互构成的关节（桡腕关节、腕骨间关节和腕掌关节）组成（图45）。

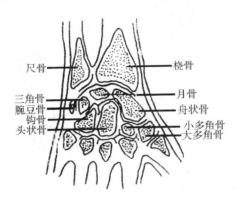

尺骨　　　　　　　　　　　桡骨

三角骨　　　　　　　　　　月骨
腕豆骨　　　　　　　　　　舟状骨
钩骨　　　　　　　　　　　小多角骨
头状骨　　　　　　　　　　大多角骨

图 45　腕部解剖图

　　腕部扭伤临床较为多见。系由于跌倒手掌撑地，使腕韧带、肌腱与关节囊等软组织遭受损伤而引起。如早期不作有效处理，可遗留关节粘连而影响腕部功能。

诊断要点

1. 有急性损伤史。

2. 腕部肿胀、疼痛或有皮下瘀斑。

3. 腕部功能或有一定程度的障碍。

4. X 线摄片骨与关节无异常发现。

手法治疗

理顺筋骨法

1. 患者正坐。术者双手握其腕部，在牵拉姿势下，上下晃动腕部各 3~5 下（图46）。

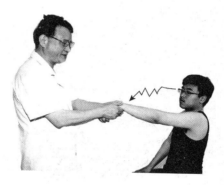

图46　理顺筋骨法（一）

2. 将腕部作顺时针及逆时针转动各 3 下（图47）。

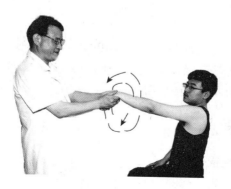

图47　理顺筋骨法（二）

3. 将腕部掌屈（图48）与背伸（图49）。

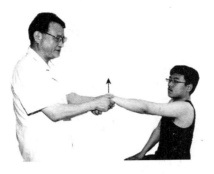

图48　理顺筋骨法（三）

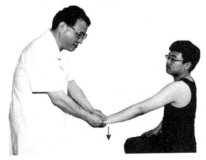

图49　理顺筋骨法（四）

4. 术者一手握住前臂远端，另一手紧握患者之手，将腕部向尺侧（图50）与桡侧扳拉各1下（图51），手法即告成。

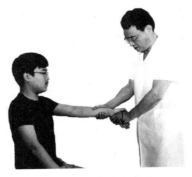

图50　理顺筋骨法（五）

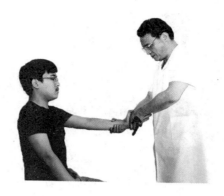

图 51　理顺筋骨法（六）

中药应用

早期外用三色敷药（附方 16），内服七厘散（附方 17），有活血化瘀止痛作用：2～3 周后如有功能障碍，宜用四肢洗方（附方 13）煎汤熏洗，有活血、通络和止痛功效。

注意事项

1. 手法治疗急性腕部扭伤，一般术后即感松舒，局部肿胀和腕部功能亦随之有较大程度的改善。

2. 手法治疗能促使局部血肿消散，以利迅速吸收；同时可使腕部关节之间的轻微错位获得矫正。

3. 应与下述损伤严格鉴别：

（1）腕舟状骨骨折。肿胀多集中于鼻烟窝处（图 52）；局部压痛明显；叩击第一、二掌骨头时，舟状骨部位即感疼痛；舟骨结节有压痛。腕部正、斜位 X 线摄片可确诊。

（2）腕三角纤维软骨破裂。压痛点集中于尺桡下关节，前臂旋后时疼痛加剧，X 线摄片，可见尺桡下关节间隙增宽，尺骨向

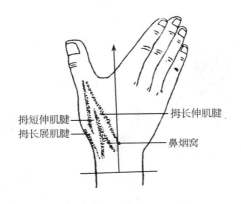

拇短伸肌腱　　　　　　　　拇长伸肌腱
拇长展肌腱　　　　　　　　鼻烟窝

图 52　鼻烟窝表面投影

尺、背侧移位。

4. 为防止粘连，应作积极的功能锻炼，其方法是：

（1）腕部旋转锻炼法　健手固定伤侧前臂远端，患手呈握拳状，作腕部顺时针和逆时针转动 10 ～ 20 下（图 53），每日 3 次。

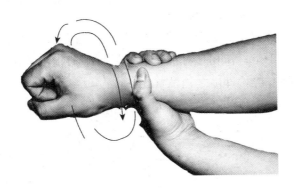

图 53　腕部旋转锻炼法

（2）腕部屈伸锻炼法　固定姿势如前。患手呈握拳状，作腕部掌屈与背伸活动 10 ～ 20 下（图 54），每日 3 次。

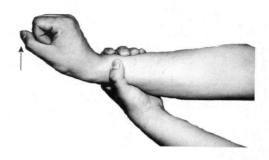

图 54　腕部背伸锻炼法

5. 有的患者扭伤后，在腕部背面偏桡侧立即出现一圆形或椭圆形血肿，按之有波动感，穿刺可见血性液体，临床上称之为"腕背侧血肿"（图55）。遇到此等病例，宜用牵拉推挤

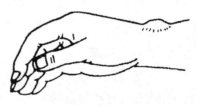

图 55　腕背侧血肿

法治之。在理顺筋骨法的基础上，然后助手固定前臂近端，术者一手握住其手指，作相互对抗牵引，另一手拇指由血肿远端边缘向近端推挤，肿块即随之消散（图56）。

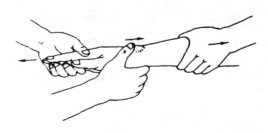

图 56　腕背侧血肿退散法

6. 腕部扭伤后2周左右，如疼痛不见减轻，或在鼻烟窝部位

有轻度肿胀和压痛者，则应怀疑有舟状骨骨折存在，建议再次作正、斜位 X 线摄片检查。因为约有三分之一的病例需在 2 周甚至更长的时间以后，待骨折两断端之间骨质有所吸收、间隙增宽，骨折线才能显示出来，这是应当注意的。

典型病例

例 1. 王某，男，18 岁。1981 年 8 月 16 日初诊。

主诉：于 10 分钟前骑自行车不慎跌倒，左手掌撑地，致左手腕疼痛。检查：左腕部略有肿胀，活动受限，压痛广泛。摄片无异常发现。拟诊为左腕部扭伤。行理顺筋骨法后，即感松舒。接着外贴三色敷药（附方 16），内服七厘散（附方 17），每日 2 次，每次 1.5 克。3 天后复查，疼痛明显减轻，但仍有轻度肿胀。予以四肢洗方（附方 13）4 剂，煎汤熏洗局部。1 周后随访，腕部功能恢复正常，疼痛消失。

例 2. 陈某，女，20 岁。1982 年 12 月 10 日初诊。

主诉：体育锻炼时不慎跌倒，右手掌撑地，致右腕疼痛已 2 小时。检查：右腕活动明显限制，腕背面偏桡侧有一梭形肿块 3 厘米 ×2 厘米，按之有波动感，穿刺为血性液体。X 线摄片无异常发现。拟诊为右腕背则血肿。在理顺筋骨法的基础上，再用拇指推挤之，血肿随即消散。外贴三角敷药（附方 16），内服四物止痛汤（附方 18）加炒桑枝 10 克、杜赤豆 30 克。1 周后随访，腕部功能恢复正常，疼痛基本消失。

腱鞘囊肿

腱鞘囊肿，系指发生于肌腱或关节附近的囊性肿物，内含无色的透明的胶冻状黏液。以手腕背侧、手背以及腘窝等处多见（图57）。

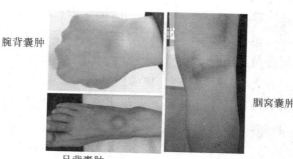

图57　囊肿常见发病部位

现代医学认为，由于慢性劳损，使关节滑膜腔或腱鞘内的滑液增多，而形成囊性疝出；也有人认为，它是关节囊或腱鞘中多余的结缔组织发生黏液样变性所形成的。囊腔多为单房型，有时也可为多房型。以女性青年患者居多。

中医伤科传统上称之为"筋结块"或"筋疣"。运用中医伤科手法治疗，多数病例有手到病除之效。

诊断要点

1. 在关节或腱鞘附近出现大小不一的圆形或椭圆形肿块。
2. 表面光滑，按之有波动感。

3. 患处酸痛，患肢乏力，关节活动或有一定程度的限制。

4. 用粗针头穿刺，可见胶性液体。

手法治疗

（一）双拇推挤法

适用于关节附近的囊肿。术者双手拇指重叠，揿定囊肿近端边缘，然后用力向远端推挤（图58）或揿定远端边缘，用力向近端推挤（图59），即可消散。

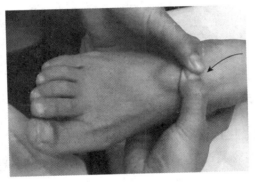

图58　双拇推挤法（一）

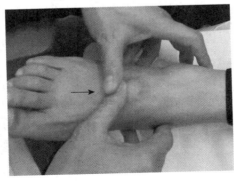

图59　双拇推挤法（二）

如囊肿壁较厚而不能用手法奏效时，可先用1%普鲁卡因3～5毫升与醋酸确炎舒松0.5毫升混合，注入囊肿内，并从不同角度刺破囊肿壁四周，然后施以手法，即可推散（图60）。注意术前应作普鲁卡因皮试。

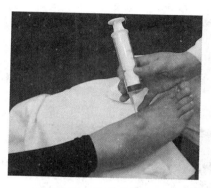

图60　囊肿穿刺法

（二）单拇推挤法

适用于发生于屈指肌腱上的囊肿。以拇指为例。术者一手拿住患者拇指，令其过伸，另一手用大拇指揿定囊肿近端边缘，用力向远端推挤，即可消散（图61）。

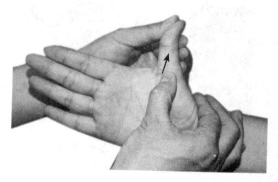

图61　单拇推挤法

中药应用

术后外敷消肿散（附方21）加压包扎，以帮助滑囊液吸收，防止复发。一般不必内服中药，但有的腘窝囊肿患者，往往伴有下肢不同程度的浮肿，早轻暮重，此时选用补中益气汤（附方10）配合五苓散（附方22）、五皮饮内服（附方23），能使浮肿较快消失，且对防止囊肿的复发也有帮助。

注意事项

1. 手法治疗本病，有立竿见影之效，值得推广。为防止复发，术后局部应行加压包扎固定1～2周。

2. 经保守治疗后，如多次出现复发，应考虑行囊肿切除术或囊壁外翻缝合术。

3. 腘窝囊肿系膝关节后方含胶冻状液体的肿物。囊肿多紧靠腘窝皱折下内方，腓肠肌内侧头深层。大约三分之二的病例囊肿与膝关节相通。在确诊为本病以前，须与动脉瘤严格鉴别，后者有搏动感，穿刺时可见血性液体。对腘窝囊肿的处理，迄今为止，仍以手术切除为主要疗法。作者通过长期临床探索，发现在局封基础上加以向囊壁四周穿刺法，然后用双手拇指推挤，经治10余例，均使该囊肿随即消散，并且经过随访观察，未发现有复发，此一初步经验，可资同道参考。

典型病例

例1. 张某，女，18岁，1979年12月5日初诊。

主诉：发现右腕背部肿块伴有轻度酸痛已半个月。检查：肿块大约2厘米×2厘米，按之有波动感，穿刺见胶冻状液体。拟诊为腱鞘囊肿。用双拇指推挤法后立即消散。术后予以局部加压包扎。1 年后随访未复。

例 2. 王某，女，40 岁，1980 年 10 月 15 日初诊。

主诉：右手掌发现黄豆大小样物 1 周。曾至某医院骨科就诊，建议手术切除。因恐惧手术治疗而转来本院伤科就诊。检查：右手食指肌腱上有 0.2 厘米×0.2 厘米肿块，略有弹性，推之不移动。拟诊为腱鞘囊肿。予以单拇指推挤法后，肿块霍然若失。

例 3. 男，16 岁。1982 年 11 月 20 日初诊。

主诉：右膝后方发现肿块 1 个月许，自觉症状不明显。曾至某医院诊治，拟诊为腘窝囊肿，建议手术切除。后转本院伤科就诊。检查：右腘窝有一 3 厘米×2 厘米大小的囊性肿块，按之有波动感，无搏动感，穿刺见胶冻状液体。同意某医院诊断意见。在局部封闭基础上，然后用较粗的消毒针头刺破囊壁四周，接着运用双拇指推挤法，肿块随之消散。术后予以加压包扎固定 1 周。半年后随访未复发。

大腿内收肌群劳损

大腿内收肌群，包括耻骨肌、内长收肌、内短收肌、内大收肌和股薄肌，其间夹以闭孔神经，各肌均使大腿内收（图62）。由于跳跃或下肢处于外展姿势下用力过度，均可损伤该肌群，使之痉挛、充血和水肿，最后发生粘连而影响下肢功能。

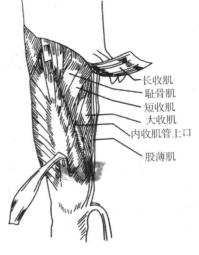

长收肌
耻骨肌
短收肌
大收肌
内收肌管上口
股薄肌

图62 大腿内收肌群解剖图

诊断要点

1. 有损伤史。

2. 大腿内侧疼痛，行动不便。

3. 检查时可发现内收肌群痉挛、粗胀并有明显压痛。

4. 当下肢处于外展、外旋位姿势时，疼痛加剧。

5. X线摄片有助于排除骶髂关节和髋关节疾患。

手法治疗

（一）推扳法

患者仰卧。在髋关节外展、外旋姿势下，术者双手抓紧大腿内收肌群，以指尖用力将该肌群向外方扳拉。手法自内收肌群起点开始，逐渐下移至大腿内下方（图63）。

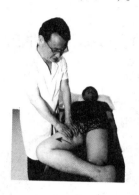

图63　大腿内收肌群劳损推板法

（二）弹拨法

患者站立，两脚分开与两肩等宽。术者用单手四指左右弹拨痉挛之内收肌群，用力方向应与肌纤维方向垂直（图64）。然后，顺肌肉走行方向由上而下推揉5～10下，使局部筋脉舒畅（图65）。

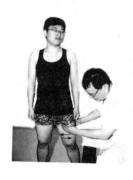

图64　弹拨法（一）

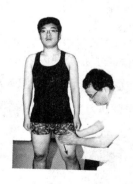

图65　弹拨法（二）

中药应用

手法治疗大腿内收肌群劳损，虽有一定的效果，但应配合理疗或四肢洗方（附方13）热敷，以助痉挛的解除。早期如疼痛较剧者，可选用加味桃红四物汤（附方52）、加味芍药甘草汤（附43）等，后期应选用独活寄生汤（附方37）、伸筋活血汤（附方19）、补阳还五汤（附方39）、柔筋通络合剂（附方53）等。

注意事项

1. 骨盆骨折，髋关节或骶髂关节有病变时，亦可出现内收肌群痉挛状态，故术前应作必要的检查，如 X 线摄片等，以资鉴别。

2. 内收肌群起点处如有明显而固定的压痛点，采用封闭疗法，可使症状较快缓解。

3. 大腿内收肌群劳损除由损伤引起外，据临床观察，尚与风湿有一定关系。对此类患者，手法效果不甚理想，当以抗风湿治疗为要。作者对此类患者，常给予内服欣克洛、西乐葆之类，外搽扶他林软膏、迪扶欣等，有较好的消炎镇痛作用。病情较严重者常在10%葡萄糖盐水中加入地塞米松针2～5毫克、先锋必针4克，进行静脉滴注，有时能收到较满意的效果。

4. 对慢性病例，除手法、热敷等疗法外，尚可配合骑马式锻炼法：患者站立，双手撑腰，先将右下肢尽量外展，左下肢膝、髋关节微屈曲，然后将身体的重心移向左下肢（图66）；接着左下肢尽量外展，右下肢膝、髋关节微屈曲，将身体的重心移向右下肢（图67）。如此轮换操练，每日3次，每次各5～10下。此法对松解粘连、解除痉挛有一定的帮助。

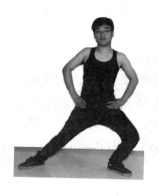
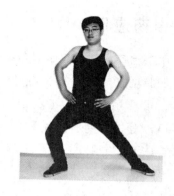

图 66　骑马式锻炼法（一）　　　　图 67　骑马式锻炼法（二）

典型病例

例1. 郑某，男，16 岁，1982 年 10 月 6 日初诊。

主诉：上体育课时因奔跑过度而致左大腿内侧疼痛 2 天，曾服止痛片无效。检查：右髋关节屈伸正常，下肢下展、外旋时疼痛加剧，帕特里克（Patrick's）试验（参见 163 页图 161）阳性，大腿内收肌群压痛明显并有痉挛现象，白细胞计数及中性分类均在正常范围。拟诊为右大腿内收肌群急性劳损。予以推扳法配合弹拨法后即有松舒感，嘱其回去卧床休息，并以四肢洗方（附方13）局部热敷。1 周后随访，疼痛基本消失，局部压痛及痉挛状态解除。

例2. 林某，女，35 岁。1998 年 8 月 17 日初诊。

主诉：左髋扭伤疼痛、活动不利 1 个月许。患者于 1 个月前骑自行车跌倒，扭伤左髋部，当时疼痛颇剧，行动困难。曾至某医院就诊，经 X 线摄片检查无异常，嘱其休息，外敷中药消炎止痛膏。经 1 个月左右治疗，疼痛虽有减轻，但仍自觉左髋关节活动不利。后经人介绍来本院伤骨科就诊。检查：两下肢等长，左髋内外旋活动正常，"4字试验"阳性，左大腿内收肌群痉挛并有压痛。骨盆平片检查阴性，血常规及血沉、抗"O"、类风湿因子化验均属正常。拟诊为左大腿内收肌群陈旧性扭伤。给予四肢洗方（附方13）热敷局部，每日1~2次；隔3~4天来院进行一次推扳法；内服柔筋通络合剂（附方53），每日1剂。经3周治疗，疼痛消失，左大腿内收肌群痉挛基本缓解，左髋活动自如。

髋关节暂时性滑膜炎

本病又称髋关节扭伤、幼年性髋关节半脱位等。多见于 5 ~ 10 岁的儿童，男女均可发生，但以男孩多见，男女之比为 4:1，为临床常见病。此症病因迄今未明。据临床观察，绝大多数患者均有行走过多、跳跃过度或髋关节扭伤史，部分患者有游走性关节炎病史，故作者认为该病的发生与损伤及风湿有密切关系。

诊断要点

1. 绝大多数患者均有不同程度的外伤史，或有游走性关节炎病史。

2. 患侧髋部疼痛、跛行。

3. 患侧下肢较健侧下肢延长 1.5 ~ 2 厘米。帕特里克试验阳性（参见 163 页图 161）。患侧髋关节屈曲、内旋、外旋以及后伸活动均有轻度限制（图 68）。

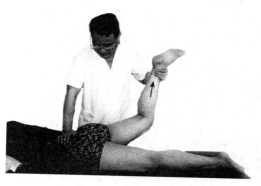

图 68　髋关节后伸试验

4. 血常规及血沉检查均属正常范围。X线摄片也无异常发现。

手法治疗

屈髋旋转伸直法

1. 患者仰卧位。术者站在患侧，一手揿定髂骨以固定骨盆，另一手握住踝关节部位，作被动的拔伸、内旋和外旋活动（图69）。

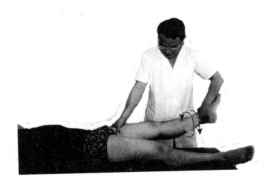

图 69　屈髋旋转伸直法（一）

2. 将髋关节过度屈曲，并在此基础上予以内收、内旋直至伸直（图70）。

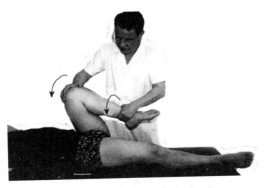

图 70　屈髋旋转伸直法（二）

3. 最后再将髋关节屈曲、外展、外旋并伸直（图71）。

中药应用

除常规使用四肢洗方（附方13）煎汤熏洗外，对疼痛较明显者，酌情选用滑膜炎合剂（附方54）、蚕砂合剂（附方55）、加味木防己汤（附方56）、龙胆泻肝汤（附方57）等，可使症状较快缓解。

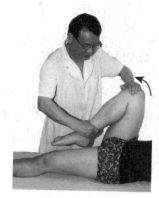

图71　屈髋旋转伸直法（三）

注意事项

1. 此症预后良好。既往的处理方法是卧床休息，局部用四肢洗方（附方13）热敷，通常需要1~2周方能痊愈。近年来，运用手法为主配合热敷和休息，疗程明显缩短，一般3~5天即可恢复正常。有的患者一经手法治疗，疼痛及患肢延长就立即消失。手法治疗机理，可能有解除滑膜嵌顿或纠正关节错位等作用，因而使症状很快消失。

2. 个别患者除有暂时性滑膜炎的征象外，常诉其他关节亦痛，这表明本症也可能与风湿有一定关系。遇到此等病例，作者常给予一些消炎镇痛药，有时酌加一点激素，能提高治疗效果。

3. 小儿髋部疼痛，如果经常反复发作，应注意观察病情，嘱其好好休息。作者曾遇到多例此类患者，因早期未作彻底而有效的治疗，结果后期出现股骨头无菌性坏死现象，此点必须引起注意。

4. 文献报道均认为本病系小儿疾患，但作者发现个别成人患者也有类似髋关节暂时性滑膜炎的临床表现。

5. 最重要的是应与下述两种疾病进行鉴别诊断。

（1）早期髋关节滑膜结核。患者有结核病接触史，血沉明显升高，胸片可有肿胀的肺门淋巴结发现，结核菌素试验阳性，髋关节摄片关节囊阴影增大，骨质疏松，个别可有潮热、盗汗等症状。

（2）急性化脓性髋关节炎。起病急骤，疼痛剧烈，高热达40℃以上，局部肿胀，压痛明显，髋关节活动明显限制，白细胞计数超过1万，中性升高至90%以上。

典型病例

例1. 陈某，男，8岁，1982年10月16日初诊。

主诉：左髋部疼痛伴步履跛行已1天。发病前曾作过跳绳游戏。检查：左下肢较健侧延长2厘米，左髋关节活动略有限制，以髋后伸活动限制为明显。血常规及血沉化验属正常范围。拟诊为髋关节暂时性滑膜炎。予以屈髋旋转伸直手法1次，术后疼痛即感减轻。嘱其回去卧床休息，并用四肢洗方（附方13）煎汤热敷左髋关节。4天后随访，症状消失，两下肢恢复等长。

例2. 朱某，男，29岁，1998年8月18日初诊。

主诉：左髋疼痛、跛行已两天。患者于两天前参加100米跑步比赛，回家后即感左髋隐隐作痛，步履明显跛行。检查：左髋关节内、外旋活动轻度限制，"4字试验"阳性，左下肢较右下肢长约2厘米。血常规及血沉化验正常范围。骨盆平片阴性。拟诊为左髋关节暂时性滑膜炎。即予以屈髋旋转伸直手法1次，回去用四肢洗方（附方13）煎汤热敷患髋部位，内服滑膜炎合剂（附方54）。5天后复诊，疼痛消失，行动如常。

髌上滑囊血肿

膝关节周围有许多滑液囊，多数与关节腔相通。髌上滑囊为最大的滑囊，位于股四头肌腱的深面和股骨之前，儿童时为独立囊，成年后则与关节腔相通（图72）。由于损伤，使该滑囊撕裂出血而形成髌上滑囊血肿。如早期处理不当，可遗留不同程度的膝关节粘连，甚至造成残疾。

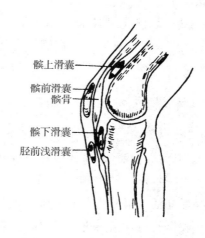

髌上滑囊
髌前滑囊
髌骨
髌下滑囊
胫前浅滑囊

图72　膝部前方的滑囊

诊断要点

1. 有较严重的急性外伤史。

2. 膝关节剧烈疼痛，伸屈活动明显受限。

3. 髌骨上缘呈半月形肿胀，按之有波动感。

4. 局部穿刺可见血性液体。

5. X线摄片无异常发现。

手法治疗

过伸屈膝法

患者仰卧。术者一手按住膝关节，另一手握住踝关节，先将膝关节过伸（图73），继而立即使膝关节过度屈曲（图74），最后再伸直该关节，手法即告完成。

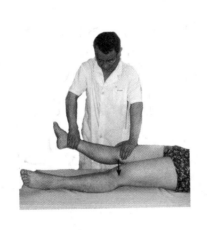

图73　过伸屈膝法（一）

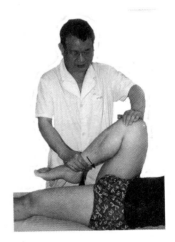

图74　过伸屈膝法（二）

中药应用

术后外敷三色敷药（附方16）或消肿散（附方21），内服四物止痛汤（附方18）、加味桃红四物汤（附方52）等，以促使瘀血吸收。1~2周后，若尚有一定程度的关节功能障碍时，可用四肢洗方（附方13）热敷局部，以助功能恢复。

注意事项

1. 手法治疗本病有显著疗效，为魏氏伤科特色之一。术后肿胀立即消失，疼痛顿减。但注意术前须向患者及其家属说明，在操作过程中可有短暂剧痛，以消除顾虑，取得配合。

2. 上海市伤科研究所曾用35%碘吡啦啥6毫升，作髌上滑囊造影，接着运用上述手法，然后立即摄片，发现碘吡啦啥随着血肿被挤散到关节腔和周围组织中。由此设想，手法机理是由于挤破了肿胀的髌上滑囊，使包裹样血肿得以消散。

3. 功能锻炼，可促使血肿吸收，防止后期出现股四头肌废用性肌萎缩。股四头肌锻炼法：下肢伸直，当踝关节过度背伸时，股四头肌随之明显收缩（图75）。每日3次，每次操练1～2分钟。

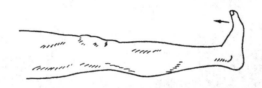

图75 股四头肌锻炼法

4. 作者曾遇一患者，男性，16岁。因轻度扭伤而引起右髌上滑囊血肿，当时未作出血和凝血时间测定及血小板计数检查，亦未详细了解既往病史，而予以手法治疗，虽然当时血肿随即消散，但翌晨右膝肿胀增剧，疼痛加重，即请西医内科会诊，结果确诊为血友病，静脉滴注5%葡萄糖盐水加入庆大霉素16万单位、6-氨基己酸6克和地塞米松针5毫升，经2周余治疗，始转危为安。此一教训提示我们，术前详细追问病史，平时有无出血倾向等等，同时还应当作必要的血液化验，不可贸然处理，以防造成严重后果。

典型病例

例1. 郑某，男，28岁。住院号：86023。

主诉：于1天前骑自行车相撞跌倒，扭伤左膝致剧痛，检查：左膝伸屈活动明显受限，髌上滑囊区呈半月形肿胀，按之有弹性感，穿刺见血性液体。侧副韧带无压痛，前后交叉韧带试验阴性。麦氏试验无法进行。膝关节正侧位X线摄片无异常。拟诊为左髌上滑囊血肿。即予以过伸屈膝法，术后局部肿胀消散。外敷三色敷药（附方16），内服四物止痛汤（附方18）加参三七2克、川牛膝10克、杜赤豆30克。12天后完全康复出院。

例2. 陈某，男，55岁。1991年7月28日初诊。

主诉：行走时滑倒，致右膝关节剧痛半小时。检查：右膝关节呈半屈曲状，功能明显受限，髌上滑囊区呈半月形肿胀，按之有波动感，穿刺见血性液体，膝关节正侧位摄片骨与关节无异常。诊断为右髌上滑囊血肿。在向患者及其家属作必要的解释后，即令患者仰卧床上，医者一手按住膝关节，另一手握住踝关节，先将膝关节过伸，继而迅速使其过度屈曲。在手法操作过程中，术者手下有明显的滑囊血肿破裂消散感。术后10余分钟，患者自觉疼痛顿减，膝关节活动明显改善。处以四物止痛汤（附方18）5剂，外敷三色敷药（附方16）。1周后，关节疼痛基本消失，功能恢复正常。

半月板急性嵌顿性损伤

膝关节有内、外两个半月形软骨，称之为半月板，附着于胫骨两髁边缘，其作用是加深胫骨髁的凹度，从而使膝关节更为稳定（图76）。

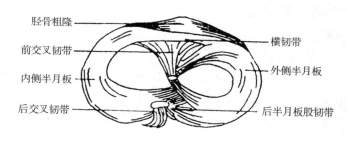

胫骨粗隆　　　　　　　　　　　　　　横韧带
前交叉韧带　　　　　　　　　　　　外侧半月板
内侧半月板
后交叉韧带　　　　　　　　　　　后半月板股韧带

图76　右膝半月板上面观

当膝关节处于某种不协调的姿势下急速运动时，就有可能将半月板的边缘嵌顿于股骨与胫骨内外髁之间，而形成所谓半月板急性嵌顿性损伤。此时，半月板的边缘虽有不同程度的挫伤，但尚不足以造成半月板的撕裂。

诊断要点

1. 急性损伤史。
2. 患膝剧烈疼痛，呈半屈曲状，功能障碍。
3. 膝关节内侧或外侧间隙有固定而明显的压痛点。
4. 被动过伸膝关节时，疼痛加剧。
5. X线摄片无异常发现。

手法治疗

（一）外旋过伸屈膝法

适用于外侧半月板急性嵌顿性损伤。

患者仰卧。术者一手握住膝部，另一手固定踝关节稍上方，在小腿被动外旋姿势下过伸膝关节（图77）；继而立即使之过度屈曲（图78），可有明显的半月板复位弹响声发生。

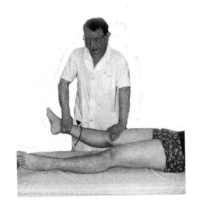

图77　外旋过伸屈膝法（一）　　　图78　外旋过伸屈膝法（二）

（二）内旋过伸屈膝法

适用于内侧半月板急性嵌顿性损伤。

复位方法与第一法类似，不过应在小腿内旋势下，过伸（图79）与过屈（图80）膝关节。

中药应用

早期外敷断骨丹（附方20）或活血消肿散（附方58），内服四物止痛汤（附方18）、续骨活血汤（附方59），有活血、长骨和止痛效果。2～4 周后，应以四肢洗方（附方 13）热敷为主，有利于功能恢复。

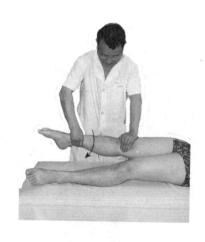 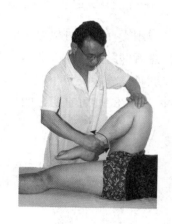

图 79　内旋过伸屈膝法（一）　　　图 80　外旋过伸屈膝法（二）

注意事项

1. 术后应将患膝在微屈 10 度～15 度姿势下，用长托板或石膏托固定 4～6 周，以利半月板修复。

2. 伤科手法治疗急性半月板嵌顿性损伤，功效卓著，一般于术后 10～15 分钟，膝关节伸屈活动功能即基本恢复正常，疼痛随之明显减轻。但术前须作必要说明，以取得患者密切合作。

3. 后期如膝关节屈伸活动仍有某种程度的限制时，尚可配合弹膝锻炼法：患者双足并拢，先将双膝关节屈曲（图 81），然后猛然间向后挺直（图 82）。如此重复操练 5～10 下，每日进行 3 次。此外，股四头肌锻炼法（参见 58 页图 75）对防止该肌废用性萎缩有效。

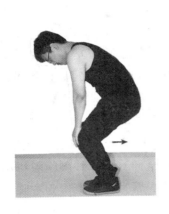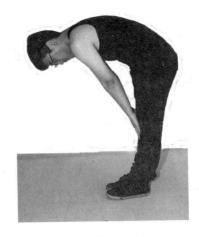

图81 弹膝锻炼法（一）　　　　图82 弹膝锻炼法（二）

4. 对陈旧性半月板嵌顿性损伤，在腰麻下，运用手法配合中西药物治疗，也有较好的效果。其操作方法是：在助手两人对抗牵引下，术者双手重叠按其膝关节，使之过伸，然后迅速予以过度屈曲。术后用四肢洗方（附方13）熏洗膝关节，同时10%葡萄糖注射液1000毫升中加入复方丹参注射10支（20毫升）、庆大霉素注射液24万单位、地塞米松注射液5毫克，进行静脉滴注，每日1次。患者一般于1周后其疼痛及活动均有不同程度的改善，甚至完全恢复正常。

5. 半月板嵌顿性损伤，如果经手法治疗未见效果，应建议手术切除嵌顿的半月板。否则，将会影响关节的屈伸功能，并最终形成创伤性关节炎。

典型病例

例1. 杜某，39岁。1981年7月20日初诊。

主诉：左膝扭伤后疼痛、行走困难2天。检查：左膝伸屈活动受限，呈弹性固定于约 110 度位置，肿胀不明显，内侧间隙有明显压痛，侧副韧带试验阴性，前后交叉韧带试验阴性。膝关节正侧位摄片无异常。拟诊为左膝内侧半月板嵌顿性损伤。运用内旋过伸屈膝法后约 10 分钟，疼痛顿减，患膝即基本恢复正常功能。予以外敷断骨丹（附方 20）并作长托板固定。1 个月后随访，一切恢复正常。

例 2. 张某，女，48 岁。1982 年 1 月 20 日初诊。

主诉：下楼时不慎扭伤右膝关节致疼痛、过伸活动受限已 1 个月余。检查：右膝无肿胀，不能完全伸直，膝外侧间隙压痛明显，股四头肌轻度萎缩。X 线摄片无异常发现。拟诊为右膝外侧半月板嵌顿性损伤。每周进行外旋过伸屈膝法 1 次，每天用四肢洗方（附方 13）煎汤熏洗，同时配合弹膝锻炼法和股四头肌锻炼法。1 个月随访，疼痛消失，功能恢复正常。

（1）内侧副韧带试验：膝关节置于伸直外翻位，进行加压试验，如诉膝内侧副韧带部位疼痛，膝内侧间隙增宽，则表明内侧副韧带损伤或断裂（须配合双侧膝关节正位摄片，以作对照）。

外侧副韧带试验：将膝关节置于伸直内翻位，然后施行膝关节内侧加压试验，观察外侧副韧带部位有无疼痛及间隙分离程度。

（2）患者仰卧，以右侧为例。屈膝屈髋，术者站在患者右侧，右肘抵住患者足背，双手握住下肢上端，将膝关节向前拉，如膝关节有松弛感，则为前交叉韧带损伤；双手向后推，膝关节如有松弛感，则为后交叉韧带损伤。

膝关节与股中间肌粘连

膝关节与股中间肌粘连，是损伤后期颇为多见的并发症。常由于关节及其周围的骨或软组织损伤，处理失当或固定时间过久，导致软组织处于充血、水肿状态，并进而形成粘连。如不及时作有效治疗，就会不同程度遗留较严重的功能障碍。

诊断要点

1. 有损伤史。
2. 损伤后期膝关节出现肿胀与疼痛。
3. 患膝功能障碍，尤以屈曲活动限制为甚。
4. 多伴有一定程度的股四头肌废用性肌萎缩。

手法治疗

托踝屈膝法

患者俯卧，大腿前方紧贴床面。术者一手固定腘窝稍上方。另一手握住小腿，并用肘部托住患者踝关节前方。利用术者肘部的力量，将膝关节迅速屈曲 15 度～20 度，可有明显的粘连撕裂声发生（图83）。

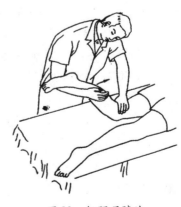

图83　托踝屈膝法

中药应用

在手法治疗期间，应坚持每天用四肢洗方（附方13）煎汤熏洗膝关节，有助于粘连的松解和肿痛的消除。如体质壮实者，可内服舒筋合剂（附方31）或忍冬藤合剂（附方40）；表现为正气不足者，应内服独活寄生汤（附方37）、十全大补汤（附方35）、人参养荣汤（附方36）、补中气益气汤（附方10）、六味地黄汤（附方30）等。

注意事项

1. 在手法治疗过程中，可有短暂剧痛，故术前应向患者作必要的说明，以取得配合与支持。每次屈曲度数不宜过大，以免加重损伤；1～2周手法治疗1次。如系软组织断裂或骨折所致者，则必待临床愈合后（约6～8周），方可施以手法治疗。

2. 手法治疗要注意掌握时机。当软组织损伤或骨折获得临床愈合后，应立即施行。否则，如迁延日久，已形成纤维性僵直状态时，则良机已失，难以治愈。

3. 当膝关节屈曲功能已有一定程度恢复时，应嘱患者加强功能锻炼，以缩短疗程。其功能锻炼方法有：

（1）转膝锻炼法　两踝、膝并拢，膝部屈曲30度左右，双手握住膝部前面，作顺时针及逆时针方向转动各10～20下（图84）。

（2）挤压锻炼法　站立，两足并齐，双手握住床架作下蹲活动，每日2次，每次10～15下（图85）。

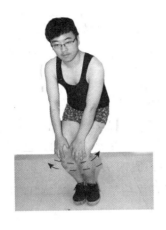

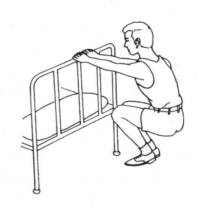

图 84　转膝锻炼法　　　　　　图 85　挤压锻炼法

（3）股四头肌锻炼法（参见 58 页图 75）。

4. 作者曾治一患者金某，男，57 岁。住院号：002753。右股骨中三分之一骨折，在某医院作钢板螺丝钉内固定术后 3 个月。X 线摄片复查见骨折处已基本愈合。但膝部有轻度肿胀，股四头肌略有萎缩，膝关节屈曲活动明显限制。拟诊为股中间肌粘连。行托踝屈膝法 1 次后，膝关节屈曲约增加 15 度。1 周后再次施以手法时，因用力较大，当即膝部有弹响声发生，摸触其髌骨时发现裂缝并触及骨擦音，经 X 线摄片证实为髌骨骨折，骨折线分离约 0.5 厘米，对位线良好。予以石膏托固定 6 周告基本愈合。此一经验教训，说明在运用该手法时，动作要轻重适度，切忌急于求成，否则容易引起严重并发症。

典型病例

例 1. 王某，男，53 岁。1981 年 7 月 16 日初诊。

主诉：因左髌骨横断骨折经某医院骨科作切开复位，钢丝内固定术后已 2 个月。X 线摄片复查，骨折处已基本愈合。检查：

膝关节屈曲活动明显限制，并有轻度肿胀，下蹲困难。拟诊为左膝关节粘连。先后经托踝屈膝手法治疗 4 次，同时配合四肢洗方（附方 13）热敷并进行积极的功能锻炼。1 个月后复查，屈曲活动基本恢复正常。

例 2. 姜某，女，34 岁。住院号：82200。

主诉：右股骨中段骨折，经胫骨结节骨牵引与夹板外固定治疗已 2 个月。X 线摄片复查发现骨折处已基本愈合，对位对线尚佳。检查：膝关节屈曲活动明显受限，股四头肌并有轻度萎缩。拟诊为右股中间肌粘连。予以托踝屈膝手法治疗 3 次，辅以四肢洗方（附方 13）热敷和功能锻炼，经 3 周治疗，功能恢复正常。

腓肠肌劳损

腓肠肌以两个头分别起自股骨内、外髁，两头合并形成一个肌腹，末端与目鱼肌肌腱融合，形成人体最粗大的肌腱－跟腱，止于跟骨结节（图86）。

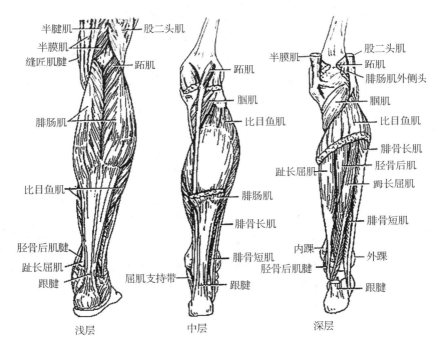

图86　小腿肌后群

该肌收缩时，使足跖屈并屈曲小腿，在站立时，有固定踝关节的功能，以防止身体前倾，对维持人体的直立姿势有重要作用。腓肠肌劳损，临床上时有见到。其发生，主要由于跑、跳过度，或站立过久，致使该肌出现痉挛、充血、水肿，甚至粘连，引起以小腿肚疼痛为主的临床综合证候群。如不及时采取有效的治疗措施，常会给工作与生活带来诸多不便。

诊断要点

1. 大多有不同程度的损伤史或站立过久史。

2. 小腿疼痛乏力，劳累后症状加剧。

3. 小腿肚部位可有不同程度的肿胀和麻木感。

4. 在小腿后方，腓肠肌两肌腹与肌腱交界处，相当于承山穴，有明显而固定的压痛。

5. 令患者踝关节用力背伸，术者握住其足部使其跖屈，在对抗姿势下，小腿肚疼痛加重，此为其特有体征。

6. 胫腓骨正侧位摄片无异常发现。

手法治疗

点揉法

在小腿肚后方，相当于承山穴附近，找到压痛点，然后在此压痛点，用大拇指指腹以顺时针方向点揉 3 ~ 5 分钟，术后患腿疼痛及僵硬感可有一定程度的缓解。

推按法

在施行上述手法后，医者一手固定其踝关节，另一手用拇指指腹自下而上推按小腿肚内、外侧及中间肌腹各 10 ~ 15 下，术后多数伤员感到轻松。

中药应用

对此症的治疗，根据作者多年的经验，认为光凭手法治疗虽有一定的效果，但多属于暂时性的，欲根治此症，尚须配合中、西药物对症处理。

以四肢洗方（附方）热敷配合迪扶欣或扶他林软膏外搽，有良好的活血舒筋、通经镇痛效果。此外，根据中医辨证论治原则，选用一些中药内服，对根治此症将有较大的帮助。其用药原则，无非是养阴柔肝、补益气血、滋养肝肾、活血化瘀等，如辨证确切，则疗效较好。

有些其他领域里的专家或权威人士，认为中医药学很原始，其理论更不值一提。作者认为这种看法是很片面的。须知，中医药学已有几千年的历史，为吾中华民族的繁衍与生存作出了巨大的贡献。中医的辨证论治、整体观念、天人合一等理论体系是很科学的，只不过未被世人全面接受而已。这些权威先生们，对中医之所以抱有如此大的成见，究其原因，一是受西方医学的影响；二是对中医学的知识一知半解，或根本不了解，因此就提出了废医存药的荒谬主张，这是多么的幼稚啊！

注意事项

1. 在治疗期间，适当休息是很有必要的。如果一边治疗，一边继续参加较为剧烈的运动，则很难取得预期效果。

2. 多数患者，其小腿疼痛除与疲劳等因素有关外，尚与寒冷刺激而引发有密切关系。因此，加强保暖，暂时停止游泳等运动，亦应必须注意。

3. 高龄患者，通常体质比较虚弱，骨质疏松者居多，如果再加上疲劳过度或受寒冷刺激等因素，则很可能引发小腿酸痛，或有抽筋现象，对此类病人，除手法及热敷等疗法外，尚应根据辨证论治原则选用中药内服，以增强其体质，调节其整体状态，如此方能收到满意的效果。此外，服 AD 丸、钙片之类药品以补充钙质，也有助于症状的缓解。

4. 对年轻体质较为强壮的患者，如果经上述疗法久治无效，则很有可能与瘀血阻塞络道有关，应在活血化瘀的基础上酌加虫类药物，以搜剔络道，有时能取得理想的效果。

5. 有的患者，虽经较长时间治疗，但仍不见效，且下肢有肿胀者，应建议其作下肢静脉 B 超检查，以防止深静脉栓塞症。

6. 腰椎间盘突出症患者，有时也会出现小腿疼痛麻木现象，不过随着椎间盘突出症症状的好转，其小腿的不适感也会随之消失。

7. 针灸对此症也有一定的效果。一般取穴委中、承山、阳陵泉、足三里、昆仑、太溪、三阴交、太冲等穴位，每次可选取 3~4 穴进行针灸治疗。如果在压痛点部位以注射消毒针头刺之，然后用较大的火罐抽吸之，吸出部分瘀血，则能提高疗效。

典型病例

例 1. 陈某，男，28 岁，平时经常参加长跑锻炼，并喜欢游泳活动。近一月来，感到左小腿肚酸胀，牵掣不舒，疲劳后症状加剧。曾至某医院骨科门诊就诊，经检查后，认为属于一般性劳损，予以消炎镇痛类药物内服，无明显效果。检查：患者体质较强壮，左小腿肚略有肿胀，摸触小腿肚肌肉有轻度僵硬感，承山穴压痛较明显，拟诊为腓肠肌劳损症。即予以上述手法按摩 3~5 分钟，同时，嘱其回去用四肢方热敷。由于该伤员舌质偏红，脉象弦细，按中医理论分析，属于肝阴不足，筋脉失调之候，即给予加味芍药甘草汤内服，酸甘化阴，阴液恢复，筋脉得养，则小腿之牵急状态自除矣。经二周治疗，上述诸症基本消失，活动自如。

例2. 王某，男，63岁。二周前因赴外地旅游，行走过多，致左小腿疼痛乏力。检查：左小腿肚承山穴附近有固定的压痛点，小腿略有肿胀。拟诊为腓肠肌劳损症。先予以手法按摩，术后即有松舒感。继而予以四肢洗方热敷，日二次，每次热敷后用迪扶欣软膏外搽。由于患者年事已高，除小腿酸胀外，还有神疲乏力、腰部酸痛、脉沉细无力等症状，按中医辨证，属于中气下陷、肾阳不足之证，即给予补中益气汤加龟令集内服，经三周治疗，诸恙若失。

踝关节扭伤

踝关节由胫腓骨下端关节面和距骨上关节面构成。其内、外侧分别由副韧带固定，以加强踝关节的稳定性。外侧副韧带由距腓前韧带、距腓后韧带和跟腓韧带组成，内侧副韧带总称为三角韧带，由跟胫韧带、胫距后韧带及胫舟韧带组成（图87）。

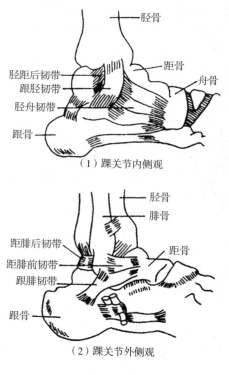

（1）踝关节内侧观

（2）踝关节外侧观

图87 踝关节韧带解剖图

踝关节扭伤，临床上最为常见，约占全身关节扭伤的 80% 以上。踝关节外侧或内侧副韧带的撕裂伤，其中尤以外侧距腓前韧带的损伤占绝大多数。

诊断要点

1. 有内翻或外翻扭伤史。
2. 踝关节肿胀、疼痛，或有皮下瘀斑。
3. 在外踝或内踝周围有压痛。
4. 踝关节功能不同程度的障碍。
5. X 线摄片有助于排除骨折与脱位。

手法治疗

（一）内翻背伸跖屈法

适用于踝关节外侧副韧带扭伤。

1. 术者一手固定外踝，另一手握住足部，在踝关节轻度内翻姿势下，用拇指向前推揉外踝周围之软组织，使局部筋络松舒（图 88）。

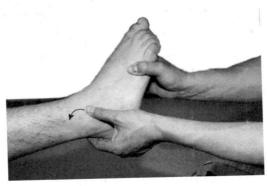

图 88　内翻背伸跖屈法（一）

2. 将踝关节内翻（图89）。

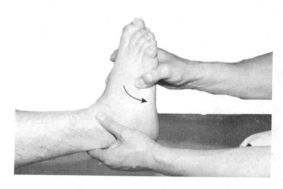

图89　内翻背伸跖屈法（二）

3. 将踝关节背伸（图90）。

4. 将踝关节跖屈（图91）。

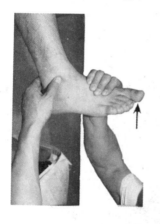

图90　内翻背伸跖屈法（三）

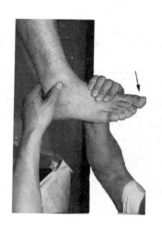

图91　内翻背伸跖屈法（四）

（二）外翻背伸跖屈法

适用于踝关节内侧副韧带扭伤。

1. 术者一手固定内踝，另一手握住足部，在踝关节轻度外翻姿势下，用拇指推揉内踝周围之软组织，使局部筋络松舒（图92）。

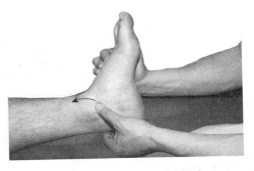

图92　外翻背伸跖屈法（一）

2. 将踝关节外翻（图93）

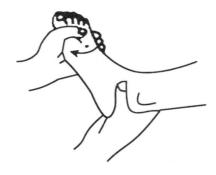

图93　外翻背伸跖屈法（二）

3. 将踝关节背伸（图94）。

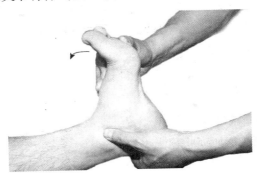

图94　外翻背伸跖屈法（三）

4. 将踝关节跖屈（图95）。

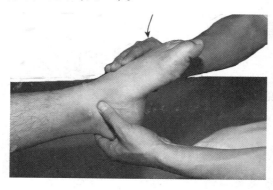

图95　外翻背伸跖屈法（四）

中药应用

早期外贴三色敷药（附方16），内服七厘散（附方17），可有良好的活血、化瘀和止痛功效；后期应以四肢洗方（附方13）局部熏洗，以利功能恢复。

有的患者于踝关节扭伤2～3天后，患处常会出现红、肿、热、痛等血瘀化热之象，对此作者常用金银花、连翘、牡丹皮、炒赤芍、丹参、川牛膝各10克，杜赤豆、鲜生地各30克，参三七2克，水煎内服，每日1剂，有良好的清热解毒、活血化瘀和消肿止痛功效。外敷药亦宜改用清凉退肿之剂，如消肿散（附方21）等。

年高体弱患者，在踝关节扭伤后期，局部肿胀常早轻暮重，步履乏力，舌质淡白，脉细弱无力，此乃脾气虚弱、运化无权之候，用补中益气汤（附方10）合五苓散（附方22）、五皮饮（附方23）加减，能使症状较快改善。

注意事项

1. 手法治疗踝关节扭伤，疗效比较理想，一般术后即感局部松舒，疼痛减轻。

2. 踝关节扭伤后，如检查时发现有过度的内翻或外翻活动，则表明外侧或内侧副韧带有断裂可能，应予以小腿石膏托固定6周，以利韧带修复。外侧副韧带断裂，应固定于外翻位（图96）；内侧三角韧带断裂，应固定于内翻位（图97）。

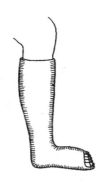 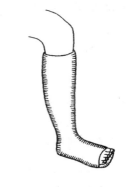

图96　固定于外翻位　　图97　固定于内翻位

3. 该损伤在运动员中发生率尤高。如在比赛场合扭伤而又非立即上场不可者，可用1%普鲁卡因5～10毫升针对局部压痛点封闭，有暂时的解痉镇痛作用。此外，陈旧性病例若有固定性局限性压痛点者，亦可用1%普鲁卡因2～3毫升与醋酸确炎舒松0.5毫升混合作局部封闭疗法。

4. 急性踝关节扭伤，若早期处理不当，后期常形成踝关节粘连症。主要表现为踝关节疼痛，局部肿胀，在内翻、外翻、背伸和跖屈等活动时有不同程度的限制。运用上述手法，每隔2～3天操作1次，同时配合中药四肢洗方（附方13）热敷，多数能在

3～4 周内治愈。

典型病例

例1. 戴某，女，50 岁。1981 年 10 月 25 日初诊。

主诉：下楼梯时不慎扭伤右踝关节已 2 小时，疼痛较剧，不能行走。检查：外踝周围软组织明显肿胀，以前侧为甚，距腓前韧带部位压痛明显。X 线摄片，骨与关节无异常。拟诊为右外踝扭伤——距腓前韧带损伤。经内翻背伸跖屈法手法治疗后约 10 分钟，局部即感松舒。外贴三色敷药（附方 16）；内服七厘散（附方 17），每日 2 次，每次服 1 瓶（1.5 克）。1 周后复诊，肿痛显减。处以四肢洗方（附方 13）4 剂，煎汤熏洗，以善其后。

例2. 陈某，男，18 岁。1982 年 1 月 16 日初诊。

主诉：数分钟前打球时不慎跌倒扭伤右踝部，疼痛较剧，行动困难。检查：右内踝周围有较明显的肿胀和压痛。X 线摄片阴性。拟诊为右内踝扭伤。经外翻背伸跖屈手法治疗后，疼痛即感减轻。外敷三色敷药（附方 16），内服七厘散（附方 17）。3 天后复诊，右内踝周围软组织仍有肿胀，局部皮温升高，考虑为血瘀化热，改用消肿散（附方 21）外敷，内服清热解毒、凉血化瘀和消肿止痛之剂（参见本节"中药应用"）。1 周后复查，肿痛明显减轻，皮温降低，既见效机，仍守原法。2 周后随访，诸恙若失。

先天性马蹄内翻足

先天性马蹄内翻足，是较为常见的一种足部畸形。其病因尚无一致认识。可能由于胎儿足部在母体内的位置异常，再加上子宫内机械性压力或水压力的增加，迫使足部塑形。如早期不及时手法矫治，随着年龄的增长，常会导致一定程度的病残。

诊断要点

1. 患足呈下垂、内翻和内收畸形（图98）。

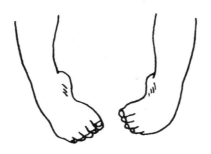

图98　先天性马蹄内翻足畸形

2. 一般出生后即可发现，以双侧性者较多见，男孩略多于女孩。

3. 如用手按压其足背外侧，仍可感到它有外翻与背伸的力量，脊髓灰质炎所致的马蹄内翻足，则多属于弛缓性麻痹而无上述力量。结合有关病史及体征，鉴别诊断一般并无多大困难。

手法治疗

外翻背伸法

术者一手固定踝关节稍上方，另一手握住足部近跖趾关节处，逐渐将足外展、外翻和背伸（图99）。每日1～2次，每次操作5～10下。以1个月为1个疗程，经1～2个疗程即可获效。

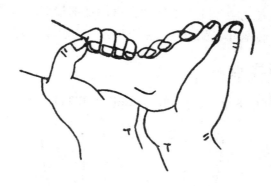

图99　外翻背屈法

中药应用

在手法治疗的同时，应每天以四肢洗方（附方13）煎汤熏洗局部，对解除软组织痉挛和松解粘连有辅助作用。凡畸形较明显者，先热敷1～2周，再施以手法矫正，效果更为理想。

注意事项

1. 临床实践表明，运用伤科手法治疗先天性马蹄内翻足，具有较好疗效。但注意动作须轻柔适度，忌用暴力强行扳正，以免损伤骨骼。

2. 手法治疗本病，其疗效与以下两种因素有关。

（1）年龄。新生儿足部软组织比较柔软，骨形尚未改变，如手法运用得当，即可矫正。文献称，2 岁以内小儿可用手法矫正，超过者须考虑手术治疗。作者曾治 4 岁小儿 1 例获得成功，这说明只要能熟练地掌握手法，持之以恒，是可以打破传统治疗年龄界限的。

（2）畸形程度。严重畸形的病例，手法不一定有效。如经 1～2 个疗程仍无效者，应建议手术处理，以免贻误病情。

3. 小儿骨骼在生长过程中，有较大的可塑性，软组织亦如此。通过手法治疗，可使足内侧、跖侧的一切挛缩软组织及后关节囊逐渐获得松解，跟腱逐渐延长，使足部的内、外侧软组织力量渐趋于平衡，从而纠正马蹄内翻畸形。

4.《中国中医药报》2008 年 11 月 17 日报道，湘潭市中医院成立全国小儿先天性马蹄内翻足治疗中心。他们治疗患儿 4000 余例，有效率为 100%，优良率为 94%。

典型病例

例 1. 王某，男，出生后 2 周。1979 年 9 月 25 日初诊。

家属代诉：发现婴儿出生后即有左足畸形，要求诊治。检查：其左踝部呈下垂、内翻和内收畸形，用针轻刺其双下肢皮肤均有痛觉反应。拟诊为左先天性马蹄内翻足。隔日进行外翻背伸法 1 次，同时用四肢洗方（附方 13）煎汤熏洗。10 天后复查，畸形有一定程度纠正。乃教会其家长手法操作技术，嘱其每天进行 1～2 次。1 个月后随访，畸形基本消失。3 年后随访，左踝关节形态正常，两下肢肌力均等。

例 2. 陈某，女，2 岁。1980 年 11 月 20 日初诊。

家属代诉：出生后即发现患儿左足有畸形，历经针灸、中西药物对症治疗均未见效。检查：左踝关节呈轻度下垂、内收和内翻畸形，跟腱挛缩，皮肤感觉正常，左下肢肌肉无萎缩，用针尖轻刺其足底偏外侧时，则有外翻和背伸的动作反应。拟诊为左先天性马蹄内翻足。嘱其每天 2 次用四肢洗方（附方 13）煎汤熏洗踝部，每周来门诊进行手法治疗 2 次。1 个月后复查，畸形及跟腱挛缩现象有较明显改善，被动活动时踝关节已能背伸至 90 度，即予以外翻背伸位小腿石膏固定 1 个月。2 个月后随访，畸形基本纠正。

痉挛性平足

痉挛性平足，属于扁平足的一种类型。它的病因迄今不明。一般认为与慢性劳损有关。患者多为体格发育尚未完全的青少年，因经常处于站立姿势下从事某一操作，或因负重过多，或因踝关节韧带扭伤未作妥善处理，致使腓骨长短肌、趾长伸肌和关节囊等挛缩而形成足的外翻畸形。

诊断要点

1. 有慢性积累性劳损或踝关节扭伤史。

2. 患足疼痛、跛行，劳累后症状加剧。

3. 患足呈外翻畸形，内翻活动明显受限，足内缘距舟部突出下陷，纵弓平塌（图100）。

4. X线摄片一般无异常发现。

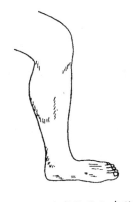

图100　痉挛性平足畸形

手法治疗

扳拉内翻法

术者一手固定踝关节稍上方，手掌紧贴胫骨，另一手握住足背外侧，乘患者不备之际，双手同时用相反方向的力量，迅速将踝关节内翻，可有明显的粘连撕裂声发生（图101）。

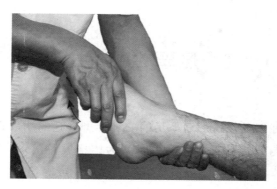

图 101　扳拉内翻法

中药应用

在手法治疗的同时，应坚持用活血化瘀合剂（附方 60）煎汤熏洗踝关节，每日 2 ~ 3 次，每次半小时左右，有活血化瘀、温经散寒、解痉镇痛功效。

内服中药可选用加味芍药甘草汤（附方 43）、柔筋通络合剂（附方 53）。在手法治疗过程中，如出现踝关节肿痛者，应在 10% 葡萄糖注射液 1000 毫升中加复方丹参注射液 5 毫升、丁胺卡那霉素注射液 0.4 克、地塞米松注射液 5 毫克（成人量），静脉滴注，有较好的消炎、活血与镇痛作用。

注意事项

1. 术前须向患者说明在手法操作过程中可有短暂剧痛，以消除顾虑，取得配合。每 1 ~ 2 周手法治疗 1 次。

2. 对本病的治疗，骨科一般主张在静脉麻醉下，将踝关节内翻，然后上小腿石膏固定 4 ~ 6 周。该法虽有一定效果，但对痉挛和粘连较严重的患者，麻醉过后往往有难以忍受之剧痛，最后只好放弃保守疗法而改用手术处理。运用中医伤科手法治疗，方法简单，疗效又好，且不影响日常生活，患者乐于接受，应作为治疗本病首先考虑的方法。

3. 文献报道，极少数痉挛性平足的形成，与先天性的跟舟或跟距关节骨桥存在以及局部软组织感染有关。若遇此等病例，则非手法所适应，应建议骨科处理。

典型病例

例1. 朱某，男，19岁。1982年5月14日初诊。

主诉：于1年前因挑20千克重物连续行走15千米，此后即感双足疼痛，行动不便，不能参加重体力劳动。历经针灸、理疗及中西药物对症处理等，均无明显疗效。检查：双足呈外翻畸形，内翻活动明显受限，足内缘距舟部突出下陷，纵弓平塌。X线摄片，骨与关节无异常发现。白细胞计数及血沉检查在正常范围。拟诊为双侧痉挛性平足。予以每周进行手法治疗1次，同时每日2次用四肢洗方热敷患足，经6周治疗疼痛消失，畸形纠正。

例2. 江某，男，17岁。1982年6月3日初诊。

主诉：左足疼痛、行动不便已半年。有踝关节扭伤史。检查：左踝关节呈外翻畸形，内翻活动受限，足内缘距舟部轻度突出，纵弓平塌。踝关节正侧位X线摄片无异常。白细胞及血沉均在正常范围。拟诊为痉挛性平足。经手法和中药热敷熏洗并举治疗3周，疼痛减轻，痉挛明显缓解。继予以内翻位小腿石膏固定4周。石膏拆除后复查，临床征象基本消失。

小儿肌性斜颈

　　小儿肌性斜颈，又称小儿先天性胸锁乳突肌痉挛性斜颈。患者头颅倾向肌肉痉挛的一侧，下颌转向对侧。若不及时采取有效的治疗措施，久之则可导致面部变形，欲称"歪头"。也有极少数病例，是由于颈椎先天性骨骼结构异常引起的。至于视力障碍引起的代偿性姿势性斜颈、神经麻痹性斜颈等，临床上罕见，不在本文讨论之列。

　　究其病因，迄今尚无一致定论。多数学者认为与损伤有关。分娩时，胎儿一侧胸锁乳突肌因受产道或产钳挤压而受伤出血，血肿肌化而形成痉挛，导致斜颈。也有人认为，分娩时，胎儿头位不正，阻碍一侧胸锁乳突肌的血运供给，引起该肌的缺血性改变（图102）。

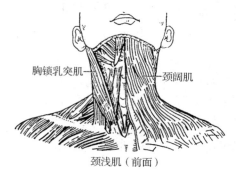

胸锁乳突肌　　颈阔肌

颈浅肌（前面）

图 102　颈浅肌（前面）

诊断要点

1. 多数在出生后数天内发现：患儿头部向患侧倾斜，脸面斜向健侧，被动朝健侧活动时，有牵掣感并啼哭。

2. 在颈部触摸时，常在胸锁乳突肌部位触及一粒似枣核大小的肿块。胸锁乳突肌呈痉挛状态。此枣核样肿块，一般在出生7～10天后出现，刚出生时是没有的。

3. 颈椎 X 线摄片检查，一般无异常发现。

手法治疗

推揉矫正法。

以右侧为例。

1. 令家长把患者抱在怀里。术者用大拇指指腹，以肿块为中心，由上而下及由下而上地推揉1～2分钟，使肿块变得松软，胸锁乳突肌的痉挛状态得到不同程度的缓解。

2. 术者一手固定右侧肩部，另一手按住患儿头部，将其头部轻轻地拉向左侧数下（图103）。

3. 按住右侧肩部，将头转向右侧（图104）。

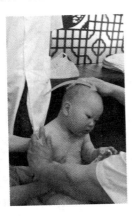 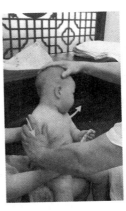

图103　推揉矫正法（一）　　　　104　推揉矫正法（二）

4. 家长取坐位，抱住婴儿并限制其活动。术者站立，用双手握住患儿之下颌部沿脊柱纵轴线方向，轻柔地牵拉 2～3 下，这样做的目的有助于胸锁乳突肌痉挛的缓解。至此，手法即告完成。

中药应用

一般选用忍冬藤、丝瓜络、丹皮、赤芍、钩藤、葛根、炒桑枝、伸筋草、生甘草等，煎汤热敷，每日 1～2 次，每次 5～10 分钟。注意温度要适中，慎防灼伤。

注意事项

1. 据文献报道，手法矫正辅以局部热敷，经一年左右治疗，76%～86% 的患儿可得到有效的矫正。在讨论此篇文稿时，郑润杰主任说自己按上述方法治疗多例小儿肌性斜颈，取得了显著的效果。

2. 回去后嘱其将四肢洗方热敷，每日 2～3 次，每次 10 分钟左右。注意水的温度应适中，以免灼伤皮肤。

3. 术前应将手法治疗本病的效果及其安全性，向家属说清楚，以解除顾虑，取得密切配合。每隔 2～3 天，嘱其来院手法治疗一次，一般通过 1～2 月治疗，即能取得明显效果。

4. 早期诊断、早期治疗至关重要。如患儿年龄已超过 1 周岁，则手法治疗难以奏效，建议去小儿骨科会诊予以手术治疗，以免延误病情。

5. 《日本医学介绍》1982 年第三卷第三期。筱田达明认为，新生儿于出生后 1 周，在胸锁乳突肌分支处附近，有时可触及一小硬结，此并非由血肿引起，而是分娩时颈部过伸，使胸锁乳突肌发生反应性肉芽肿。在出生后 20 天左右，可用徒手胸锁乳突

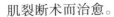

肌裂断术而治愈。

典型病例

例 1. 女，年龄 1 月许，2010 年 4 月 2 日初诊。出生后一周左右，家长发现患儿有"歪脖"现象。抱着试试看的心情来本院伤科就诊。经向家属讲解有关病因及中医伤科治疗该病的效果后，家长的信心增强了。按上述手法治疗三月许，畸形纠正，颈部肿块消失，家长称谢不已。

例 2. 男，出生二个月许。其母最近发现，此孩儿头部经常偏向一侧，脸形似有歪斜现象。检查：此孩身体健康，活泼可爱，唯头面部斜向右侧，摸触其右侧胸锁乳突肌中下部有一小枣核大小样物。颈椎 X 线摄片阴性。拟诊为小儿肌性斜颈，以四肢洗方加野菊花 10 克、蒲公英 15 克、钩藤 10 克煎汤热敷，每日 2 次，每次 5 ~ 10 分钟，隔 2 ~ 3 日来院门诊手法治疗一次，经一月左右治疗，头面部歪斜现象基本消失。

胸壁挫伤

胸壁由骨性胸廓和软组织所构成。胸壁挫伤，是指直接暴力作用于胸壁而引起的软组织损伤，包括肋骨与肋软骨的骨膜损伤。本病临床常见。

诊断要点

1. 胸壁有遭受外力撞击史，或举重并伤史。

2. 胸部以疼痛为主，气闷次之，或伴有咳嗽，当深呼吸或翻身活动时，症状加剧。

3. 触诊时压痛点集中，且多在肋骨上。有时发现肋骨骨膜钝厚或呈线状剥离；若在肋间触及一滚动的条索样物时，则是肋间肌肌纤维剥离的体征。

4. X 线摄片无异常发现。

手法治疗

双拇推揉法

患者取坐位。助手将患侧上肢拉起，使之展胸。术者用双手拇指指腹沿肋骨和肋间向左右方向分别推揉，将钝厚的肋骨骨膜或剥离的肋间肌纤维复平（图 105）。

中药应用

根据中医伤科"肢体损于外，则气血伤于内"的理论，除手

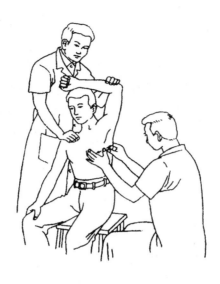

图 105　双拇推揉法

法治疗外，配合内外用药是很有必要的。一般外敷断骨丹（附方20），内服复元活血汤（附方24）加炒青皮、炒枳壳、光杏仁、参三七等，可有良好的活血、疏肝、理气和止痛功效。

　　如胸部并伤，以气闷为主，疼痛不甚严重，压痛部位广泛且多在肋间部位，属于伤气型，柴胡疏肝散为主（附方61）。

　　如胸壁外伤后见有咯血、咳嗽等症状时，中医伤科谓之"肺络损伤"，治当清肃肺气、凉血化瘀，佐以疏肝为法，加味泻白散（附方25）内服有良效。

　　对胸壁陈旧性挫伤，疼痛时有复发，天气转变时则症状增剧者，通常用血府逐瘀汤（附方104）有效。如见苔黄腻、脉弦滑者，宜用温胆汤（附方3）加川连1.5克（吞），佛手花10克，泽泻、炒谷芽、炒麦芽各10克，生米仁30克；痛势绵绵，每与情绪变化有关者，宜用逍遥散（附方27）加减。

注意事项

1. 胸壁挫伤应与肋骨骨折严格鉴别。根据损伤暴力的大小、疼痛与压痛的严重程度、胸廓挤压试验（见图 106，用两手挤压前后胸壁时，如在腋中线附近有痛感，称为胸廓挤压试验阳性，表明有骨折存在可能）阳性与否、有无骨擦音扪及和 X 线摄片等，一般两者不易混淆。

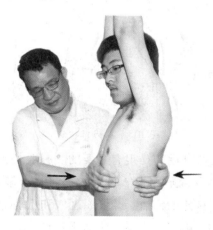

图 106　胸廓挤压试验

2. 胸部挫伤，不论新久，在压痛点及其周围，用梅花针叩打 5 ~ 10 下，然后用火罐抽吸之，吸出瘀血，对缓解疼痛有较好效果。

3. 如痛点集中，血糖及血压均在正常范围者，应用局部封闭疗法有良效。但在注射时应对准肋骨骨膜下刺入，不可刺入过深，以免发生气胸。

典型病例

例 1. 朱某，男，48 岁。1980 年 10 月 17 日初诊。

主诉：左胸壁被自行车车柄撞伤已 21 天，胸痛较剧，伴有轻度咳嗽，深呼吸及转侧活动时痛势增剧。检查：左胸第五、六肋骨与锁骨中线交界处压痛明显，摸触其骨膜有钝厚感，胸廓挤压试验阴性。苔薄，脉弦。胸部 X 线平片无异常。拟诊为左第五、六肋骨骨膜挫伤。予以双拇推揉法治疗 1 次，投复元活血汤（附方 24）加参三七 2 克、橘络 5 克、光杏仁 10 克，5 剂。复诊疼痛明显减轻。方药合拍，原方续进。10 天后随访，症状基本消失。

例 2. 王某，男，28 岁。1982 年 11 月 6 日初诊。

主诉：右胸于数分钟前被人用拳击伤，当即胸痛气闷，并咯血 4 ～ 5 口。检查：右胸乳下部 4 ～ 5 肋间及肋骨均有明显压痛，胸廓挤压试验阴性；苔薄，舌质红，脉象弦数。X 线摄片无异常。拟诊为右肺络损伤。予以加味泻白散（附方 25）5 剂。复诊时咯血已止，胸痛明显减轻。继进逍遥散（附方 27）加牡丹皮、炒栀子各 10 克，5 剂，以作善后处理。

肋骨骨折

肋骨连接于胸骨与脊柱骨之间，左右共 12 对，构成胸廓，具有保护内脏的作用。

肋骨形弯而扁，前 1/3 部分为软骨，1 ~ 6 肋的软骨直接与胸骨连接，7 ~ 10 肋的前端则借助于肋弓与胸骨相连，11 ~ 12 肋游离，称为浮肋。

肋骨骨折为临床常见之损伤，发生部位以第七、八、九肋骨为多见。多由于直接或间接暴力所致。

诊断要点

1. 有明显的外伤史。特别是胸廓直接受到碰、撞而引起的肋骨骨折居多。

2. 胸胁部疼痛剧烈，活动胸廓如咳嗽、翻身等，可使症状加重。

3. 有固定之压痛点，胸廓挤压试验阳性。（图 106）

4. 嘱伤员做深呼吸或用力咳嗽时，在骨折部位有时可扪及骨擦音。

5. 肋骨骨折伤员，若有呼吸急促，唇紫鼻扇，心烦咯血症状者，表示骨折断端可能刺破胸膜甚至戳破肺脏或肋间血管，造成气胸、血胸等，此时常在皮下扪及捻发音。

6. 胸部肋骨平片可以明确骨折之部位及血、气胸之程度。若系肋软骨骨折，则 X 线摄片无法显示。

手法治疗

双拇推揉法

参见 93 页图 105。

手法治疗的目的，不在于使骨折复位到何种程度，只要比原来稍有平复感即可。手法治疗的真正作用，是活血舒筋，调理气机，为发挥以后的药物作用创造有利条件。

中药应用

先师魏指薪教授，对肋骨骨折的治疗积有丰富的经验，效果较好。

早期内服复元活血汤（附方 24）、续骨活血汤（附方 59）为主，以达活血、理气、止痛之目的。1~2 周后，根据中医辨证论治原则，或以逍遥散出入，或以六味地黄汤加味，均有较好的疗效。

注意事项

1. 肋骨骨折如并发气胸、血胸者，应速请胸外科会诊，切莫大意，以免招致不良后果。肋骨骨折后，大多伴有轻度的血、气胸存在，可不必进行处理，经用药后通常会自行吸收。

2. 西医骨科常用胶布固定，对镇痛有一定作用。以 10 厘米宽之长胶布，呈叠瓦状，粘贴胸部，前后均应超越中线。

3. 1 周后，伤员的疼痛等症状有所缓解后，应鼓励其起床在室内缓缓行走，如有咳嗽，应尽量把痰咯出来。李国衡教授认为，这样做有宣畅气机的作用，能加速骨折愈合，提高疗效。

典型病例

例1. 孙某，男，68岁。一天前平地行走，不慎滑倒，左胸撞于桌边，引起左胸疼痛，活动不利。经胸部正、斜位摄片，发现左胸第7、8后肋骨折，位置尚可，无明显的血、气胸存在。乃施以轻柔的推按法，使骨之错位得到一定程度的纠正。随后碎骨丹外敷，内服复元活血汤加炒青皮、炒枳壳、参三七等。一周后复查，自觉疼痛减轻。外敷药及内服药照前，不必更改。二周后随访，自觉疼痛明显改善，但感觉精神不振，胃纳欠香，外用药不变，内服药以逍遥散加党参、川断、地鳖虫、煅自然铜等。四周后复查，症状及体征皆缓解，乃以香砂六君子汤加炒杜仲、炒川断、甘杞子等善后。

例2. 王某，男，63岁。1966年7月8日初诊。患者于3小时前，因纠纷被多人围攻，左胸遭拳击多下。现感左胸剧痛，面色较苍白，翻身困难。检查：血压正常范围，呼吸尚平稳，左胸7、8、9后肋压痛明显，并有骨擦音扪及。胸部肋骨正、斜位摄片，提示左5、6、7、8后肋骨折，轻度移位，无明显的血胸或气胸存在。建议住院观察。入院后，首先以推按手法，使肋骨断面平复，疏通气血，继而外敷碎骨丹，内服复元活血汤加炒青皮、炒枳壳、制大黄、参三七等。同时，由于该伤员咳嗽比较重，故用0.9%生理盐水中加入先锋必针4克（皮试）、地塞米松针2毫克，进行静脉滴注。三天后疼痛有所缓解，咳嗽基本得到控制，乃停止静脉滴注，外用药如前，内服药以逍遥散加丹皮、炒山栀、佛手、象贝、玄胡索等。伤后二周，诸恙均有较大改善。考虑到伤员体质较虚弱，以逍遥散为主，酌加党参、炒杜仲、枸杞子、炒川断等内服。四周后观察，可自动翻身，起床行走，诸症均基本改善，乃以香砂六君子汤合逍遥散出入善后收功。

腹部内伤

　　中医骨伤科所谓的腹部内伤，系指腹部遭受震伤或直接受到打击，而出现的以腹痛、腹胀、纳呆、便秘等为主的临床综合证候群。

　　中医学认为，任何外伤均能导致气血、脏腑及经络的功能紊乱。《素问·缪刺论》云：人有所堕坠，恶血留内，腹中胀满，不得前后，先饮利药。明·陆师道在薛立斋所著的《证体类要》序言中更明确指出：肢体损于外，则气血伤于内，营卫有所不贯，脏腑由之不和，岂可纯任手法而不求之脉理，审其虚实而施补泻哉。

　　以现代医学观众点来衡量，中医伤科所指的腹部内伤，实属于迸伤、震伤或挫伤范围。

手法治疗

推揉点按法

　　患者仰卧位。术者立其右侧，以双拇指自剑突部位开始，沿两侧肋弓下缘轻推10余下（图107），继而以右手掌部在腹部按顺时针方向推揉3～5分钟，最后术者双手拇指分别点按足三里1～2分钟（图108），有顺气、活血、镇痛功效。

中药应用

　　作者临证40年有余，对腹部内伤的治疗有一些实践经验。

兹介绍于下，供同道参考。

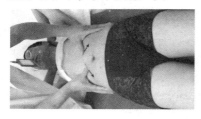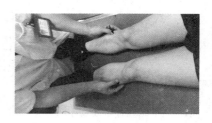

图 107　肋弓缘轻推　　　　　图 108　点按足三里

1. 凡腹部迸伤或震伤，以胀闷不舒为主，疼痛次之，有时疼痛走窜不定，此乃偏于伤气型。法当疏肝理气，佐以活血止痛。柴胡疏肝散（附方 61）、加味四逆散（附方 67）、疏肝止痛合剂（附方 96）、舒肝散（附方 97）、柴胡陷胸汤（附方 98）等皆可辨证运用。

2. 凡上腹部撞击伤，腹痛较剧，痛处不移，但无肌卫，或有便秘、脉涩者，此属血瘀气滞、不通则痛之候，治宜活血化瘀、佐以理气止痛为法。王清任之膈下逐瘀汤（附方 99）主之。

3. 少腹损伤，腹痛拒按，可选用王清任之少腹逐瘀汤（附方 100）。该方具有良好的活血行气、温经止痛功效。舌质偏红者宜加石斛 30 克、天花粉 20 克；疼痛较剧者加参三七 3 克（研吞）；便秘者加生大黄 10 克（后入）。

4. 腹部损伤经用药 7～10 天，症状基本趋于缓解，则应遵循"中病即已"的原则，不可过投攻伐之品，以免损伤正气，宜选用逍遥散（附方 27），以奏疏肝解郁、健脾和营之效。

5. 腹部损伤治疗后，症状虽已减轻，但仍有自觉腹部不舒感，口苦纳呆，舌苔黄腻，脉象弦滑者，此属湿热内阻、气机失畅之候，选用温胆汤（附方 3）加川连 3 克、光杏仁 10 克、藿苏梗各 10 克，有良效。

注意事项

1. 在确诊为腹部内伤之前，首先必须详细了解损伤的情况，对全身尤其是腹部进行全面检查，以排除腹部脏器有无实质性损伤存在，这点至关重要。凡有严重的暴力打击或震伤史；或腹部剧痛；或腹膜刺激征如肌卫、压痛及反跳痛等阳性；或患者面色苍白，冷汗淋漓；或血压下降；或腹部穿刺见有血性液体，这些症状都表明腹部脏器极有破裂之可能，应及时邀请外科医生会诊，以免延误病情而造成严重的后果。

2. 作者体会，对腹部内伤的治疗，手法虽有一定的效果，但主要的还是依靠辨证论治原则用药。运用中医中药治疗腹部内伤，功效卓著，不可等闲视之。

典型病例

例1. 陈某，女，38 岁。1998 年 10 月 15 日初诊。

主诉：于一天前在行走时，不慎被板车柄撞伤上腹部，致上腹部疼痛颇剧，腹胀纳呆。检查：上腹部有固定范围的压痛，但无肌卫，大便隐血化验阴性。拟诊为上腹部挫伤（内伤）。予以膈下逐瘀汤（附方99）7 剂。复诊疼痛明显减轻，腹胀亦有所改善，但自觉神疲乏力，胃纳欠佳，苔薄脉虚。血瘀气滞之态势虽已基本缓解，但正气已露虚象，乃处以逍遥散（附方27）加党参、佛手等善后调理之。

例2. 张某，男，28 岁。1998 年 10 月 28 日初诊。

主诉：今日上午因故与人发生口角，被对方用脚踢伤小腹部，致小腹部疼痛加剧，胀闷不舒。检查：小便化验正常。证属血瘀气滞、不通则痛之候，即给以少腹逐瘀汤（附方100）加参三七3 克（研吞），5 剂。复诊，少腹痛明显改善，但仍有胀闷感，口干，舌质偏红，改用逍遥散（附方27）加牡丹皮10克、炒栀子10克、干石斛30克，5剂。10天后随访，诸恙若失。

例3. 笔者二年前退休在家，一位瑞安市陶山镇老乡前来就诊。男，40多岁，忘记了他的姓名及具体地址。诉三周前腹部被板车柄顶伤，当时疼痛颇剧，经当地伤科医生诊治，给予中药内服，但至今疼痛未见明显改善。检查：患者面色苍白，脉细弱，左上腹部压痛明显。血压测量90/60毫米汞柱。考虑到患者病情较危急，建议他立即坐三轮车到附一医急诊。经附一医外科进一步检查，发现系脾脏破裂出血，经手术抢救，才转危为安。他的脾破裂为什么会拖到现在呢？仔细琢磨，可能当时脾破裂不是十分严重，出血不多，经休息与中西药物对症处理后，得到一定程度的遏制。今日来温乘车，频频振动，使破裂处出血加剧，以致出现如此危急的局面。由此可见，为医者，一定要细心诊治，切莫粗心大意！

胸肋关节错位

肋骨共有 12 对，左右对称（图 109）。上 7 对肋骨称为真肋，借助肋软骨直接与胸骨的肋切迹相连，构成微动的胸肋关节（图 110）。当胸廓遭受直接或间接暴力损伤时，常会使胸肋关节错位而引起胸痛、气闷、咳嗽等症状。

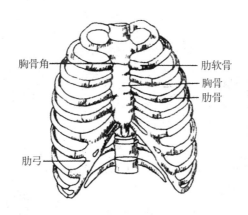

图 109　胸廓前面

诊断要点

1. 有程度不等的外伤史。

2. 胸前区疼痛，伴有气闷、咳嗽等症状，转侧活动时痛势加剧。

3. 在胸肋关节部位有压痛，局部有轻度肿胀或隆起。

4. X 线透视或摄片无异常发现。

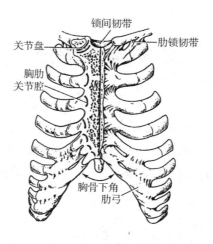

锁间韧带
关节盘
肋锁韧带
胸肋
关节腔
胸骨下角
肋弓

图 110　胸肋关节和胸锁关节

手法治疗

牵拉提胸法

患者取坐位，双手交叉于后颈部。术者立其身后，双手分别从两侧腋下伸向胸前区，手掌固定于胸肋关节部位。令患者深吸一口气并屏住，使胸廓扩展，术者随后用力向后上方提拉其胸部，直至臀部离开座位。如此一提一松，持续 3～5 下，手法即告完成（图 111）。

中药应用

早期外敷断骨丹（附方 20），内

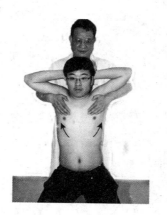

图 111　牵拉提胸法

服复元活血汤（附方 24）加参三七 3 克、炒青皮 10 克、炒枳壳 10 克、光杏仁 10 克，水煎内服，每日 1 剂。待疼痛基本缓解后，改用逍遥散（附方 27）加橘络 5 克、党参 30 克；偏于热性者，加牡丹皮 10 克、炒栀子 10 克。

对陈旧性胸肋关节错位，也可使用手法松解粘连，同时用二陈舒肺汤（附方 28）加薤白头 10 克、瓜蒌皮 10 克、炒白芥子 5 克、参三七 2 克、降香片 5 克，水煎服，有一定效果。压痛点明显而集中者，尚可配合局部封闭疗法。此外，用四肢洗方（附方 13）煎汤局部热敷或进行理疗，对改善症状也有裨益。

注意事项

1. 术后，局部外敷断骨丹。在患者呼气状态下，迅速用布制绷带沿胸廓周围作包扎固定（图 112）。为防止绷带松动，宜再用 5 厘米宽的橡皮胶布 2 条作前后交叉固定（图 113）。

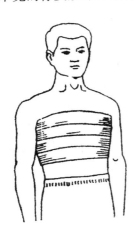 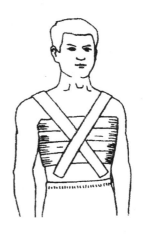

图 112　布绷带固定　　　　　图 113　橡皮胶布加强固定

2. 蒂策综合征（Tietz's syndrome）又称非化脓性肋软骨炎，

其临床表现与本病颇相类似。但前者一般无明显外伤史，大多与风湿以及松毛虫感染有关，其肿胀及压痛主要集中于肋软骨部位。因此，两者是比较容易鉴别的。

3. 对陈旧性胸肋关节错位，手法已难以收到效果。此时，可用七星针叩打局部 10～15 下，然后用火罐抽吸之，对改善症状有一定帮助。

典型病例

例 1. 王某，男，23 岁。1982 年 9 月 5 日初诊。

主诉：左胸部撞伤已 1 天，疼痛伴有轻度咳嗽。检查：左胸第三胸肋关节略有隆起，压痛明显。X 线胸透无异常发现。拟诊为左第三胸肋关节错位。用牵拉提胸手法治疗后，胸部即感松舒。继而局部外敷断骨丹（附方 20），用纱布包扎固定。内服复元活血汤（附方 24）加参三七 2 克、光杏仁 10 克、炒青皮 5 克、炒枳壳 5 克。1 周后复查，疼痛显著减轻。嘱其继续固定，改服逍遥散（附方 27）。3 周后随访，症状基本消失，予以拆除固定。

例 2. 陈某，男，28 岁。1998 年 5 月 15 日初诊。

主诉：左胸被拳击伤致疼痛已 2 天。患者于 2 天前因口角被一青年用拳击中左前胸部，致胸痛、气闷、呼吸不畅并伴有轻度咳嗽。检查：胸廓外观无明显畸形，左第二、三胸肋关节触诊有隆起感，压痛明显。胸部 X 线摄片检查阴性。诊断为左胸第二、三胸肋关节错位。予以牵拉提胸手法后自觉疼痛略有减轻。局部外敷断骨丹（附方 20）加压包扎固定；内服复元活血汤（附方 24）加参三七、光杏仁、炒青皮、炒枳壳等。经 2 周治疗，疼痛明显减轻，唯自觉神疲乏力，胃纳欠佳，乃给予逍遥散（附方 27）加党参 30 克、佛手 10 克、焦山楂 10 克、杜神曲 10 克以作调理。

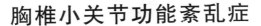

胸椎小关节功能紊乱症

背痛在临床上较为多见。以往常以棘上韧带劳损或背肌劳损命名。采用局部封闭等疗法，可以暂时缓解疼痛，但欲根治则十分困难。根据叶衍庆教授等研究，认为引起背痛最常见的原因，系由于胸椎小关节功能紊乱所致。当机体遭受损伤时，可引起单个或多个胸椎椎体发生轻微移动，导致胸椎后关节、肋脊关节以及肋骨横突关节等错位或滑膜嵌顿，从而刺激或压迫肋间神经及胸脊神经后支而引起背部疼痛。

诊断要点

1. 急性或慢性损伤史。

2. 背部相应的小关节区域疼痛，有时可向肋间或前胸部放射。

3. 局部骶棘肌痉挛，或有压痛。

4. 棘突有后凸或偏歪，压痛明显。

5. X 线摄片无异常发现，或有肥大性改变。

手法治疗

（一）推压复位法

适用于棘突单纯后凸者。

患者俯卧。术者双手重叠按住病变棘突，待患者呼气之末，骤然用力下压，可有弹响声发生（图114）。

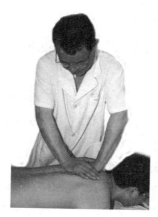

图 114　推压复位法

（二）提腿压背法

适用于胸段棘突单纯后凸者。

患者俯卧。助手双手握住踝关节并提起，使上腹部离开床面。术者双手重叠，掌根部抵住病变棘突，待病人呼气之末，骤然用力按压，可有弹响声发生（图 115）。

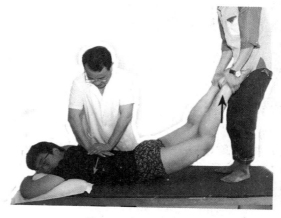

图 115　提腿压背法

（三）伸髋压背法

适用于下胸段棘突单纯后凸者。

患者俯卧。助手固定一侧下肢。术者一手按压病变棘突，另一手握住踝关节，缓缓将下肢呈抛物状拉至最大限度，然后，撅定胸椎棘突的手用力一按，握住踝关节的手顺势用力一拉，可有弹响声发生（图116）。

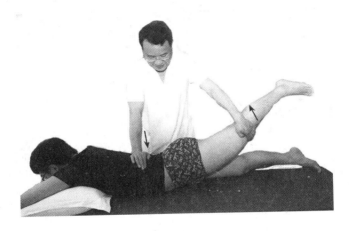

图116　伸髋压背法

（四）背部旋转复位法

适用于棘突有偏歪者。

以棘突偏右为例。术者正坐于患者之后，右手握住其左肩部，左手拇指顶住偏歪棘突，使患者作前屈和向右旋转动作。待脊柱旋转力传达到拇指时，顺势将棘突向左上方推顶，有时可感到指下椎体有轻微移动，示意复位（图117）。

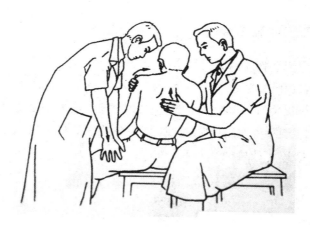

图 117　背伸旋转复位法

（五）扳肩压背法

该手法适用于肋横突关节和肋小头关节（图 118）错位。此症的特点是背痛伴有肋间神经痛，在胸棘突旁 2～3 厘米处有局限性固定性压痛点。

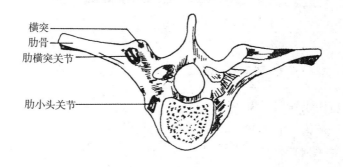

横突
肋骨
肋横突关节

肋小头关节

图 118　肋横突关节及肋小头关节

术者一手向后扳拉患侧肩部，另一手以掌根部抵住压痛部位向前方推压，两手同时操作，可有"格嗒"声发生（图 119）。

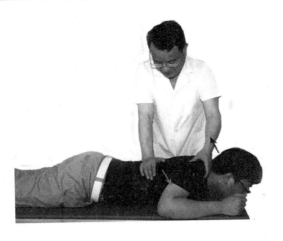

图 119　扳肩压背法

中药应用

以中医观点而言，背痛与风湿入络，气血不足，督脉虚损，肝肾偏亏等因素有关。根据辨证论治原则，酌情选用阳和汤（附方 62）、加味地黄汤（附方 63）、滋阴降火合剂（附方 64）、培补合剂（附方 65）、独活寄生汤（附方 37）、加味桂枝芍药知母汤（附方 66）等有效。

此外，如背痛牵涉胸部隐隐作痛者，应选用加味四逆散（附方 67）。兼有胸椎骨质增生者，骨质增生汤（附方 68）主之。

注意事项

1. 手法治疗配合中药或局部封闭疗法，治疗胸椎小关节功能紊乱症有一定疗效，一般急性发作病例经 1～2 次治疗即有效果，慢性病人须进行多次直至痊愈。

2. 动作须轻重适度。在手法操作过程中，如有弹响声发生，表明手法成功。

3. 应注意与早期胸椎结核严格鉴别。如局部后突，压痛，骶棘肌痉挛，弯腰活动有限制，X 线摄片发现椎间隙狭窄、骨质疏松、骨质破坏及椎旁脓疡阴影，则系胸椎结核，应行抗痨治疗，不能混淆。

4. 作者于 1998 年 8 月曾遇到 1 例男性患者，60 岁，温州造船厂工人。主诉背部剧痛、难以入睡 1 个月许，无外伤史。检查：第七胸椎棘突压痛明显并有轻度隆突感。胸椎正侧位摄片阴性。拟诊为第七胸椎小关节功能紊乱症。予以手法、局封、火罐以及中西药物等综合治疗，经治半月余，始终无效。后出现胃痛，大便黑粪，经胃镜检查，诊断为胃癌晚期，不久亡故。由此病例得出教训：凡腰背痛患者，应详细询问病史，进行全面检查，切莫专从骨伤科角度来考虑。这类病例，平生遇到二例，特记之。

典型病例

例 1. 陈某，男，42 岁。1980 年 9 月 20 日初诊。

主诉：于 1 年前贴墙报时不慎从 2 米高处跌下，此后即感背痛颇剧，且有下垂感，劳累后尤其。胸椎正侧位摄片无异常发现。某医院骨科予以封闭治疗多次无明显效果。检查：第七胸椎棘突有轻度后突和明显压痛，局部两侧软组织痉挛；舌质偏淡，脉沉细无力。拟诊为第七胸椎小关节紊乱症。先后进行提腿压背法 4 次，每周 1 次，内服补中益气汤（附方 10）和龟龄集（附方 29），约经 1 个月治疗，症状基本消失。

例 2. 戴某，女，48 岁。1981 年 8 月 16 日初诊。

主诉：于 1 个月前扛抬煤球时自觉背部有响声，此后即感疼痛，不能参加工作。曾至某医院诊治，内服活血化瘀中药多剂无效。检查：第十胸椎棘突轻度后突，并略向左侧偏歪，压痛明显，局部软组织痉挛；胸椎正侧位 X 线摄片提示轻度肥大性改变。拟诊为第十胸椎小关节紊乱症。予以每周进行伸髋压背法和背部旋转复位法各 1 次，内服加味地黄汤（附方 63）加狗脊 10 克、白芍 10 克、生甘草 5 克。3 周后复查，疼痛明显减轻，恢复工作。

菱形肌劳损

菱形肌起始于第六、七颈椎和第一至第四胸椎棘突，其肌纤维束自水平方向斜向下外方而抵止于肩胛骨的脊柱缘。下部名大菱形肌（图120）。由于急性扭伤或慢性积累性劳损，可使该肌发生痉挛、充血、水肿直至粘连而出现临床症状。

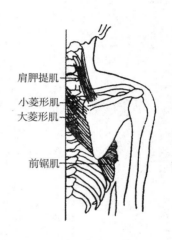

肩胛提肌
小菱形肌
大菱形肌

前锯肌

图 120　菱形肌解剖图

诊断要点

1. 有急性或慢性损伤史。

2. 肩胛骨内缘疼痛，牵掣不舒，有时疼痛可放射到前胸部。

3. 触诊可发现劳损的菱形肌呈条索样隆起，并有明显的压痛。

4. 颈椎病、心脏病以及肺结核等患者，常在菱形肌部位有疼痛与压痛，故在确诊前应作必要的检查，以资鉴别。

手法治疗

（一）点揉推挤法

患者将患侧手臂搭至对侧肩部。术者一手固定其肘部，另一手用大拇指先点、揉痉挛之菱形肌，然后用恰当的力量将它推向外侧（图121）。

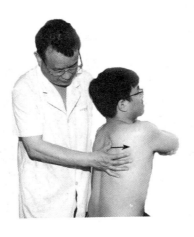

图 121　点揉推挤法

（二）　推扳法

患者俯卧。术者双手拇指指腹顶住痉挛之菱形肌，由上而下向外侧推扳，连续2~3次（图122）。

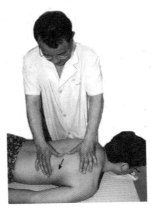

图 122　推扳法

（三） 提拿法

术者一侧上肢与患者患侧上肢相互交叉，手掌置其肩部。在患侧肩部外展与后伸姿势下，用另一手拇、食、中三指由上而下提拿痉挛之菱形肌（图 123）。术后患者即感松舒。

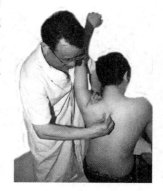

图 123　提拿法

中药应用

手法治疗本病有一定效果，但尚应配合中药治疗。急性发作期，背痛牵引胸部作痛者，宜用二陈舒肺汤（附方 28）加参三七、木香，水煎内服；慢性患者，予以舒筋合剂（附方 31）有效。

注意事项

1. 如压痛点集中者，可配合局部封闭疗法，但应注意掌握针刺深度，一般以 0.5～1 厘米为限，针头应斜刺，以免刺破胸膜及内脏而引起严重并发症。

2. 在手法治疗的同时，如加用局部针刺及拔罐疗法，则疗效更好。作者在温州新华书店见到一本针灸著作《靳三针疗法解说》，书中介绍广州中医药大学靳瑞教授，经多年临床实践，创立了靳三针疗法。此后，笔者凡遇到背痛的病人，不管是脊椎骨质增生，或者是菱形肌劳损，均采用背三针（大杼、风门、肺俞）疗法，收到满意的效果。

3. 心肺疾患，有时也可出现菱形肌部位疼痛，故在确诊为本病之前，应作胸部摄片及心电图检查，以防误诊。

典型病例

例 1. 王某，男，30 岁，1980 年 10 月 16 日初诊。

主诉：于 1 天前在装电灯拧螺丝钉时，猝然感到背痛，当时症状不甚明显，尚能坚持工作，翌晨起床后觉背痛增剧，且伴有胸闷、咳嗽等症状。检查：右菱形肌部位肌肉痉挛，呈条索状增粗，局部压痛明显。拟诊为右菱形肌急性扭伤。予以点揉推挤法和推扳法各 1 次，即有松舒感。内服二陈舒肺汤（附方 28）加参三七 2 克、广木香 5 克，每日 1 剂。4 天后复诊，症状基本缓解。

例 2. 张某，男，41 岁，1982 年 8 月 16 日初诊。

主诉：平素从事木工操作，近一年来时感右背部酸痛，劳累后增剧，有时向前胸部放射。检查：右侧菱形肌部位呈条索状痉挛并有明显压痛。胸椎 X 线摄片及胸透均无异常发现。拟诊为右菱形肌劳损。上述 3 种手法交替进行，每 3 天操作 1 次。内服舒筋合剂（附方 31）。3 周后疼痛减轻，局部痉挛缓解。唯自觉神疲乏力，形寒肢冷，有时小便失禁，舌质淡白，脉象沉细无力，证属中气不足，肾阳亏损。治宜补中益气，培补肾阳。予以补中益气汤（附方 10）合龟龄集（附方 29）内服，10 剂后背痛基本消失。

急性腰扭伤

急性腰扭伤，系指由于腰部突然扭转或负重而引起骶棘肌、韧带等软组织的损伤。为临床常见病。若早期缺乏充分而有效的治疗，常会形成慢性腰痛而较严重地影响工作。

诊断要点

1. 有不同程度的腰部扭伤史。

2. 病程短，腰痛大多是猝然发生的。

3. 腰活动时痛势加剧，休息时减轻；甚者腰痛犹如锥刺，动则呻吟不已。

4. 左右骶棘肌痉挛并有明显压痛。有时压痛部位在第四、五腰椎棘突之间或腰骶关节，表明棘间韧带有损伤。

手法治疗

（一）督脉手法

参见 122～124 页图 125～图 129。

（二）推扳法

参见 125 页图 130。

（三）斜扳法

参见 141 页图 141。

中药应用

根据"不通则痛、通则不痛"等中医理论，早期 1 周内宜选用泽兰叶汤（附方 32）、加味四物汤（附方 69）等，有活血化瘀、理气止痛良效。此后腰痛一般基本缓解，应按辨证论治原则用药，或补益气血，或滋养肝肾，如培补合剂（附方 65）、加味地黄汤（附方 63）之属。

注意事项

1. 上述 3 种手法应同时操作，一般术后腰痛多有不同程度的减轻。

2. 如腰痛伴有坐骨神经痛者，应注意与腰椎间盘突出症、梨状肌损伤综合征等相鉴别（参见 137 页、148 页）。

近年来，由于先进仪器 CT 和核磁共振等的出现，对腰椎间盘突出症的正确诊断率已明显提高。

3. 作者曾遇到一高年女性患者，仅有轻微扭伤而腰痛颇剧，检查其第四腰椎棘突压痛明显，经 X 线摄片检查，发现该椎体有压缩性骨折。说明年高体弱患者，由于其本身骨质疏松，即使轻度扭伤也有发生压缩性骨折可能，这是应当引起临床医生注意的。

4. 急性腰扭伤经上述疗法治疗后，一般均能于 7～10 天内治愈。若无效，应考虑有其他病变存在，须作必要的检查，如腰椎 X 线正侧位摄片检查，血液、尿液常规检查，血沉以及抗"O"测定等，以免贻误病情。

典型病例

例 1. 徐某，女，45 岁。1979 年 10 月 16 日初诊。

主诉：数十分钟前搬床时不慎扭伤腰部，疼痛剧烈，活动困难。检查：直腿抬举正常，脊柱无侧弯，腰骶关节压痛明显。拟诊为腰骶关节棘间韧带急性扭伤。予以上述手法后腰痛即感减轻。内服泽兰叶汤（附方32）加参三七2克。4天后复查，腰痛基本消失。

例2. 唐某，女，46岁。1982年12月20日初诊。

主诉：俯身拾物后致剧烈腰痛已2小时。检查：腰活动明显限制，左右骶棘肌痉挛并有明显压痛，腰椎无侧突畸形，直腿抬举正常。拟诊为急性腰扭伤。予以上述手法后疼痛随即减轻，腰活动明显改善。继进泽兰叶汤（附方32）加参三七2克，4剂而愈。

腰部软组织劳损

腰部软组织劳损，统指腰急性扭伤后缺乏有效的治疗，或慢性积累性损伤，使腰部肌肉、筋膜和韧带等发生痉挛、充血、水肿以至粘连，从而引起以腰痛为主的临床综合证候群。其范围包括腰肌劳损、棘间韧带劳损、棘上韧带劳损等。这些疾患在诊断方面虽有所鉴别，但在治疗上大同小异，故一并加以论述。

诊断要点

1. 有急性或慢性损伤史。

2. 腰部酸痛，休息后症状减轻，劳累后则腰痛加剧。

3. 脊柱两侧骶棘肌呈痉挛状态，腰活动或有一定程度的限制。

4. 按压痛点，区分劳损部位：骶棘肌痉挛且有压痛者，为腰肌劳损；棘突上有压痛者，为棘上韧带劳损；棘突之间有压痛者，为棘间韧带劳损。

5. X线摄片一般无异常发现，有时可发现脊柱肥大性改变或隐性脊柱裂。

手法治疗

（一）督脉手法

此为伤科名医魏指薪常用之手法，应用于急性或慢性腰背部软组织劳损有较好疗效。

1. 患者俯卧。术者先用双手大拇指分别提拿双侧肩井穴，然后点揉脊柱两侧足太阳膀胱经穴位（图124），自大杼穴开始，由上而下，途经肾俞、志室穴后，再斜向外下方足少阳胆经的环跳穴，最后沿承扶、委中、承山直至昆仑为止，使气血流畅（图125）。

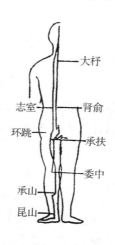

图124　足太阳膀胱经穴位

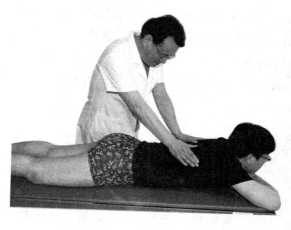

图125　督脉手法（一）

2. 术者一手按住腰骶部，另一手握住肩部，两手同时用力推挤腰部（图126）。

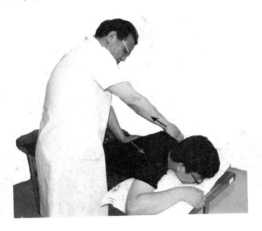

图126　督脉手法（二）

3. 术者一手置于脊柱正中，另一手握拳轻轻频击手背。自第七颈椎开始，由上而下直至腰骶关节部位（图127）。

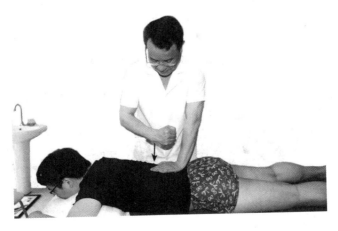

图127　督脉手法（三）

4. 术者一手按住腰骶关节部位，另一手扳拉大腿下端，缓缓将下肢向后上方提位，可有弹响声发生（图128）。

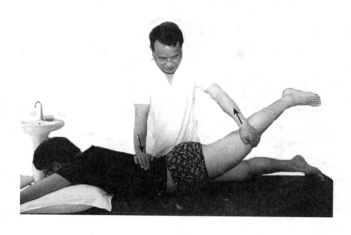

图 128　督脉手法（四）

5. 术者用手掌由上而下推揉骶棘肌，连续5次，最后一次推至足跟部位（图129）。

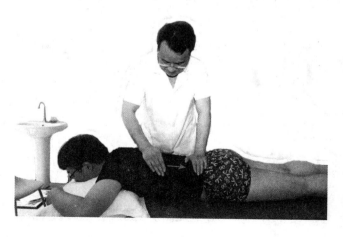

图 129　督脉手法（五）

（二） 推扳法

适用于骶棘肌痉挛较明显者。

患者俯卧位。术者先站在患者左侧，在骶棘肌压痛点以上约3个脊椎棘突开始，用双手大拇指自棘突边缘将骶棘肌向外推扳（图130），渐移至压痛点以下约3个棘突水平为止。然后，术者站在患者右侧，以同样手法推扳左侧骶棘肌1次。

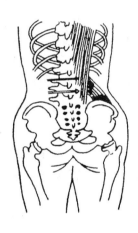

图 130　推板手法示意图

（三） 斜扳法

参见 141 页图 141。

中药应用

除手法治疗外，如按辨证论治原则用药，可提高疗效。凡有腰痛、耳鸣、梦遗、带下、潮热、盗汗、颧赤、易脱发、掌心发热、舌苔光剥质红、脉细数等症状和体征者，属肾阴不足、相火有余之候，治宜滋阴降火，六味地黄汤（附方 30）主之；凡有腰痛、阳痿不举、畏寒、手足厥冷、滑精早泄、小便失禁、舌淡、脉沉细无力等症状和体征者，此属肾阳不足之候，治宜温补肾阳为法，金匮肾气丸主之（附方 33）；凡有腰痛、精神不振、动易汗出、内脏下垂、指甲和脸色苍白、月经过期且量少色淡、心悸气短、舌质淡红、脉虚等症状和体征者，属气血不足之候，法当培补气血，八珍汤（附方 34）、补中益气汤（附方 10）、十全大补汤（附方 35）、归脾汤（附方 9）、人参养荣汤（附方 36）等皆可酌情应用；凡有腰痛连背，阴雨天气症状加剧，甚或腰痛引及下肢等症者，属风寒湿邪阻滞经路，宜用独活寄生汤（附方 37）；凡腰痛，有固定而明显之压痛点，入夜疼痛加剧，舌有瘀点，脉涩等症状和体征者，属瘀血阻滞经络、不通则痛之候，治当活血化瘀、舒筋止痛，宜用舒筋合剂（附方 31）主之。

此外，龟鹿二仙汤（附方 70）对肾阴肾阳俱虚、任督精血不足之证颇为相宜。温州民间验方肾药合剂（附方 71）应用于腰肌劳损症也有较好疗效。

注意事项

1. 腰部软组织劳损，虽是临床常见病和多发病，但迄今为止尚无特效疗法。实践证明，伤科手法治疗有解除软组织痉挛和粘连作用，为目前治疗本症比较理想的措施。

2. 从现代医学观点来分析腰痛之本质，基本上可归纳为四类：局部末梢神经受刺激；神经根直接受刺激或压迫；内脏疾患引起的牵涉性疼痛；神经官能症。故在确诊为腰部软组织劳损之前，应作必要的详细的检查，以资鉴别。

3. 如局部有固定压痛点者，采用理疗或封闭疗法有效。

4. 针灸疗法对此症有较好的疗效。作者常用靳瑞教授创立的腰三针疗法（肾俞、大肠俞、委中），效果颇佳。多数患者经针灸、拔罐后，腰部立即有松舒感。腰三针疗法，操作方便，易于掌握，是靳教授几十年的心血结晶，吾人不可等闲视之。

5. 功能锻炼可以加强腰肌力量和松解粘连。其方法有：

（1）腰部两侧弯屈锻炼法　两足分开站立，两手叉腰，作左右侧弯至最大限度（图131）。每日2次，每次操练1～2分钟。

（2）腰部回旋锻炼法　双足分开站立，双手叉腰，使腰部作顺时针及逆时针大回旋活动（图132），每日2次，每次操练1～2分钟。

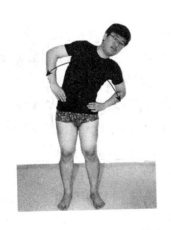 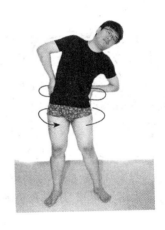

图131　腰部两侧弯曲锻炼法　　　图132　腰部回旋锻炼法

（3）背肌锻炼法　俯卧位。头部、两上肢及两下肢同时作背伸活动，使背部肌肉紧张，可加强背肌力量（图133）。每日2次，每次操练1～2分钟。

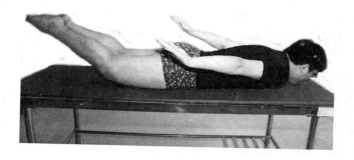

图 133 背肌锻炼法

典型病例

例 1. 周某，男，23 岁。1982 年 11 月 18 日初诊。

主诉：腰痛已三个月，曾有过扭伤史。历经针灸、推拿等治疗无效。检查：腰活动略有限制，左右骶棘肌痉挛并有轻度压痛；舌质偏红，脉象细数。腰椎正侧位 X 线摄片无异常发现。尿常规化验正常。拟诊为腰肌劳损。予以每周进行推扳法 2 次，内服六味地黄汤（附方 30）。2 周后复查，症状基本消失。

例 2. 叶某，男，50 岁。1982 年 10 月 30 日初诊。

主诉：平素从事木工操作，近半年来时感腰酸且有下垂感，劳累后加重，休息时略有减轻。曾经针灸、局部封闭等疗法无效。检查：腰部活动明显限制，腰骶关节压痛明显；舌质淡白，脉沉细无力。腰椎 X 线摄片有轻度肥大性改变。尿常规化验正常。拟诊为腰骶关节棘间韧带劳损。予以督脉手法配合斜扳法治疗，每周进行 2 次，内服补中益气汤（附方 10）加龟龄集（附方 29）吞服。经 3 周治疗，腰痛基本缓解。

第三腰椎横突综合征

第三腰椎横突综合征，系指以第三腰椎横突尖部有明显压痛为特点的慢性腰痛。既往常将本病归属于腰肌劳损的范围，可是从目前的临床角度观察，由于该横突的解剖特异，其发病率频高，故越来越多的学者主张将该综合征作为一种独立的疾病来认识。

第三腰椎横突较其他腰椎横突粗长，其末端附有与躯干活动关系密切的肌肉及筋膜，除后面的骶棘肌、腰方肌之外，前面还有腰大肌等，故该横突为肌肉收缩运动的一个支点；同时，其横突尖部还有脊神经后支和股外侧皮神经通过。急性腰扭伤延误治疗或慢性积累性劳损，均能使横突周围的软组织出现充血、水肿直至粘连而形成慢性腰痛。

诊断要点

1. 多有急性腰扭伤或慢性积累性劳损病史。

2. 腰部一侧或双侧酸痛，多呈持续性，休息时减轻，劳累后加剧。

3. 有时疼痛沿臀部或大腿外侧放射至膝部，亦间有沿腰方肌走行方向放射至髂嵴部。

4. 在第三腰椎横突尖部有明显而固定的压痛点，有时可触及硬结块。

5. 腰椎正侧位 X 线摄片，个别病例显示横突过长或左右长短不对称。

6. 小便常规化验及 B 超检查无泌尿系统疾患。

手法治疗

（一）推扳法

参见 125 页图。

（二）斜扳法

参见 141 页图。

（三）局部揉推法

　　患者俯卧。术者以双手拇指揿定横突尖部，与脊柱成垂直方向作揉推手法 3 ~ 5 分钟，左右轮换操作。著名骨伤科专家李国衡教授，他对该手法相当重视。他认为，此法对松解局部粘连和疏通经络有良好的作用。在操作时动作要轻重适度，不能操之过急。

　　上述 3 种手法通常同时操作，能有效地起到松解软组织痉挛、粘连和纠正小关节功能紊乱等作用。

中药应用

　　第三腰椎横突综合征的用药，基本上与腰肌劳损类似。由于该部位属于肾区范围，在针灸学上称之为志室穴，故治法上偏重于补肾。作者除按辨证论治原则用药外，常以肾药合剂（附方71）、加味地黄汤（附方63）、培补合剂（附方65）、左归丸（附方73）五方为主进行治疗，收到较好效果。如年轻人阴虚火旺而兼有梦遗者，以三才封髓丹（附方74）治之有效。对腰痛而兼五更泄泻者，加味四神丸（附方75）主之。对腰痛而兼食少便溏、四肢乏力、面色苍白、舌淡脉虚者，则当以益气健脾、渗湿止泻为主，参苓白术散（附方 76）或七味白术散（附方 77）治之，脾健则肾亏也随之恢复，盖脾肾同源故也。对体质较好、横突部位压痛明显而久治无效者，则应以祛瘀化痰、搜剔络道为法，康复合剂（附方 51）加炒白芥子 10 克、胆星 5 克主之。

注意事项

1. 手法治疗该病有较好的效果，术后多数患者均诉腰部有轻松感。但动作应轻重适度，由轻渐重，使病人有一个适应过程。每隔 2~3 天操作 1 次，以 10 次为 1 个疗程。一般经 1~2 个疗程后，腰痛症状将有不同程度的改善乃至痊愈。

2. 对辨证为实证的患者，局部皮肤经消毒后用三棱针轻轻点刺出血，然后用大型火罐进行抽吸，对改善局部血液循环，解除软组织痉挛有较好的疗效；如能同时针刺委中、承山、昆仑、太溪等穴位，则更相得益彰。

3. 将 1% 普鲁卡因 5~8 毫升与醋酸确炎舒松 1 毫升混合，直接注入横突尖部，每周 1 次，以 3 次为 1 疗程，多数有效。

4. 对久治不愈的顽固病例，应用朱汉章教授所创制的小针刀，直接刺入横突尖部，进行局部软组织剥离，有时能取得较满意的效果。注意术前应熟悉局部解剖知识，否则如盲目刺入过深，有可能损伤内脏而招致不良后果。

5. 有学者主张通过手术剥离局部软组织，切断皮神经以治疗经长期保守疗法无效的病例，但迄今为止尚无足够的例数来证明其确切的功效。

典型病例

例 1. 陈某，男，32 岁。1988 年 7 月 21 日初诊。

主诉：腰痛已 2 个月余，有腰扭伤史，曾在当地医治，但无明显效果。检查：脊柱无畸形，第三腰椎左右横突压痛明显；小便化验正常。拟诊为第三腰椎横突综合征。予以上述 3 种手法配合中药六味地黄汤（附方 30）内服，2 周后随访，腰痛症状基本消失。

例 2. 张某，女，28 岁。1989 年 8 月 16 日初诊。

主诉：半年前腰部扭伤，此后经常酸痛，曾在当地针灸并内服中药治疗无明显效果。检查：腰椎无畸形，左侧第三腰椎横突压痛明显，骶棘肌痉挛，直腿抬举试验阴性；小便化验及 B 超检查均无异常发现。拟诊为左侧第三腰椎横突综合征。先后运用手法配合中药治疗 2 周，诉症状无明显改善，乃采用小针刀进行局部软组织剥离 1 次，10 天后随访，腰部酸痛消失，患者称奇不已。

例 3. 单某，男，28 岁。1989 年 3 月 28 日初诊。

主诉：腰痛反复发作已 1 年余，在当地内服中药多剂均无明显效果。检查：形体壮实，脊柱无畸形，第三腰椎左右横突压痛明显，骶棘肌紧张；小便化验及 B 超检查无特殊情况。拟诊为第三腰椎横突综合征。用火罐疗法配合针刺委中、昆仑、太溪等穴位，内服舒筋合剂（附方 31），2 周后随访，腰痛基本消失，继以六味地黄汤（附方 30）内服以善其后。

腰椎肥大性关节炎

本病系一种以软骨退行性病变和骨质增生为主的骨关节炎，又称腰椎退行性改变、老年性脊柱炎或腰椎骨质增生等。为伤科临床常见病、多发病。

病因迄今尚不十分清楚。根据作者长期临床体会，其发生首先与年龄关系最大，绝大多数患者见于 40 以上的中、老年人，这可能由于随着年龄的增长，内分泌功能失调所致。其次，与慢性积累性劳损关系密切。有的患者年龄虽不大，但腰椎 X 线摄片检查可发现多椎体骨质增生，此类患者多数属于重体力劳动者，或有较明显的损伤史。作者认为，此类骨质增生应属于创伤性关节炎范围。第三，有些骨质增生而年龄不大的患者，除有腰背酸痛之外，常伴有其他关节的疼痛，且与气候变化有关，化验血沉及抗"O"可有不同程度的增高，由此可见，其骨质增生与风湿因素有关。

腰椎肥大性关节炎是一个较为复杂的生理病理现象，因此对诉有腰痛的患者应作全面检查，不能武断地认为骨质是引起腰痛的唯一原因。同时，临床观察到，有明显骨质增生的人不一定有腰痛；而仅有轻微骨质增生者，其腰痛可能相当严重，故骨质增生与腰痛之间不存在正比关系。

诊断要点

1. 病人的年龄多在 40 岁以上，有慢性积累性劳损史或腰部外伤史。

2. 一般晨起腰部板滞，疼痛明显，稍活动后反而减轻，遇寒湿阴冷及劳累过度而疼痛加重。

3. 腰椎均有不同程度僵直，左右骶棘肌痉挛并有压痛。

4. 小便化验及 B 超检查无异常发现。

5. 腰椎正侧位 X 线摄片显示椎体边缘有骨赘形成，或见椎间隙狭窄等。

手法治疗

（一）督脉手法

为目前治疗本病疗效较佳的手法，可有疏通经络、宣畅气血之功，达到通则不痛之目的（参见 122 ~ 124 页图 125 ~ 图 129）。

（二）推扳法

有松解软组织痉挛和粘连的作用，术后多数患者均有不同程度的松舒感（参见 125 页图 130）。

（三）斜扳法

有解除软组织痉挛和纠正小关节功能紊乱等作用（参见 141 页图 141）。

中药应用

腰椎骨质增生症的用药，基本上与腰肌劳损类似。值得指出的是，验方骨质增生汤（附方 68）内服，对改善症状有较好效果。如兼有骨质疏松症存在，应注意培补肝肾。近有阿法 D_3 胶囊和纳米钙片两种新药，对骨质疏松症有一定效果。

注意事项

1. 上述手法通常同时操作，每隔 2~3 日进行 1 次，一般经 2 周左右治疗，即可使症状获得一定程度的改善乃至痊愈。

2. 在肾俞、大肠俞等穴先用三棱针点刺，随后用大型火罐抽吸之，同时针刺委中、承山、昆仑、太溪等穴位，有活血通络镇痛之功，有时能使腰痛症状明显缓解。

3. 运用骨质增生治疗仪治疗腰椎肥大性关节炎，也有一定效果。

4. 如果有明显而固定的压痛点，可采用局部封闭疗法。

5. 本病应与强直性脊柱炎加以鉴别：后者腰椎明显强直，骶髂关节有压痛及叩击痛阳性，帕特里克试验及唧筒柄试验阳性。X 线摄片提示骶髂关节及腰椎小关节模糊不清，晚期病例可见椎体呈竹节样改变。

6. 功能锻炼对本病有效，有加强背肌力量和松解粘连等作用，其具体操作（参见 128 页图 133）。

典型病例

例 1. 陈某，男，54 岁。1990 年 3 月 4 日初诊。

主诉：腰部酸痛反复发作已 1 年许。检查：腰椎轻度僵直，左右骶棘肌痉挛、压痛，舌质红，脉细数。X 线提示腰椎第二至第四椎体前缘骨质增生。拟诊为腰椎肥大性关节炎。予以督脉手法配合推扳法、斜扳法，每隔 2 天操作 1 次，内服中药六味地黄汤（附方 30），经 2 周治疗，腰痛基本消失。

例 2. 王某，女，51 岁。1990 年 8 月 6 日初诊。

主诉：腰部酸痛已半年许，晨起板滞不舒，稍作活动后略有改善，天气改变往往使症状加重。检查：腰椎轻度僵直，腰椎棘突广泛压痛，左右骶棘肌痉挛，按之酸楚不舒，舌质淡，脉虚细。X线摄片提示第三、第四腰椎前缘有骨赘形成。拟诊为腰椎肥大关节炎。给予手法配合中药独活寄生汤（附方37）内服，同时加用火罐和针刺疗法，2周后病状明显改善，嘱其进行功能锻炼以善其后。

腰椎间盘突出症

腰椎间盘突出症，系指由于外伤或生理退行性改变等因素，使椎间盘髓核向纤维环的破裂处突出，压迫神经根而引起的以坐骨神经痛为主的临床综合证候群（图134）。本病临床上多见，往往缠绵难愈，中西医迄今尚无特效疗法。多发生于第四、五腰椎间隙，或第五腰椎与第一骶椎间隙，偶可见于第三、四腰椎间隙。

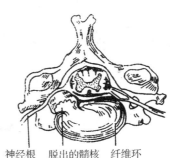

神经根　脱出的髓核　纤维环

图134　腰椎间盘髓核突出解剖图

诊断要点

1. 多有不同程度的损伤史。

2. 腰痛伴有单侧或双侧坐骨神经痛。咳嗽或打喷嚏时，因脑脊液压力增高，可使症状加剧。

3. 直腿抬高试验阳性。膝关节伸直，自行抬高患肢，一般不超过60度（图135）。由于腰椎间盘髓核突出压迫神经根，故当抬高患肢时，必然会牵动神经根，使腰痛及坐骨神经痛症状加剧。

4. 拉塞格（Lasegue's）征阳性。先行直腿抬高，当患者感到疼痛时稍放低，使痛感缓解，此时，再使足背伸，由于神经根受牵拉而疼痛加剧（图136）。

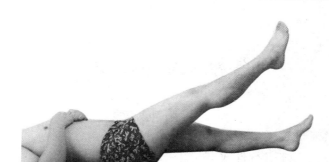

图 135　直腿抬高试验

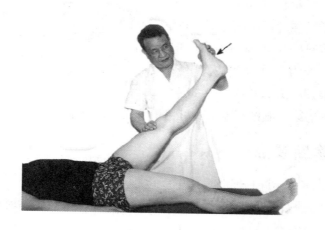

图 136　拉塞格征试验

5. 脊柱大多有功能性侧突畸形（图 137）。

6. 第三、四、五腰椎与第一骶椎棘突旁约 1 厘米处有压痛并放射至下肢。

7. 小腿有麻木区。

8. 用叩诊锤叩打髌韧带部位，反应为股四头肌收缩，小腿伸展，称为膝反射（图 138）。第三、四腰椎椎间盘突出时，则膝反射减弱。

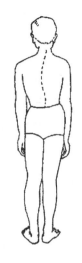

图 137　脊柱侧突畸形

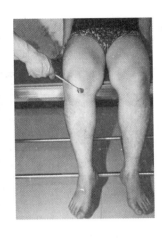

图 138　膝反射

　　用叩诊锤叩打跟腱，反应为腓肠肌收缩，踝关节跖屈，称为跟腱反射（图 139）。第五腰椎与第一骶椎椎间盘突出时，则跟腱反射减弱。

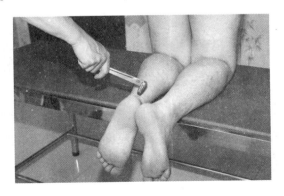

图 139　跟腱反射

9. 拇趾背伸力减弱，表示第四、五腰椎椎间盘突出。

10. X 线摄片对本病的诊断虽无直接意义，但有助于排除其他疾患。

11. 目前最先进的检查方法为 CT 及核磁共振，它不仅能明确有无椎间盘突出，而且还能作出定位诊断。因此对保守疗法无效而必须进行髓核摘除的病例，术前进行上述检查是很有必要的。

鉴别点	第三、四腰椎椎间盘	第四、五腰椎椎间盘	第五腰椎、第一骶椎椎间盘
肌萎缩	胫前肌	胫前肌、腓骨长短肌	腓肠肌
皮肤麻木区	小腿前内侧	小腿前外侧及足背外侧	小腿后侧及足底
膝反射	减弱	正常	正常
踝反射	正常	正常	减弱
肌力	胫前肌肌力减弱	拇指背伸力减弱	踝跖屈力减弱
压痛点	第三、四腰椎棘突旁约 1 厘米处压痛	第四、五腰椎棘突旁约 1 厘米处压痛	第五腰椎、第一骶椎棘突旁约 1 厘米处压痛

手法治疗

（一）伸髋拉腿法

患者俯卧位。术者一手按住腰骶部，另一手握住踝关节，缓缓将患侧下肢呈抛物线状拉至最大限度。然后，揿定腰部的手用力一按，握住踝关节的手顺势用力一拉，可有"咯嗒"声（图140）。

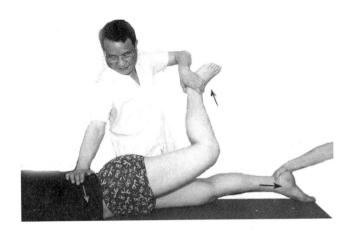

图 140　伸髋拉腿法

（二）斜扳法

患者侧卧位。朝上的下肢屈曲，朝下的下肢伸直并由助手予以固定。术者站在患者背后，一手向后扳拉肩部，另一手向前推骶髂关节部位，两手同时作相反斜扳，可有"咯嗒"声（图 141）。

（三）提腿压腰

患者俯卧位。助手站在床上，双手握住患者两踝并抬起，使腹部离开床面。术者双手重叠，按于腰骶关节部位，用垂直的力量连续按压腰部5～10下（图 142）。

上述三种手法均为常规操作手法。

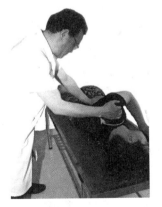

图 141　斜扳法

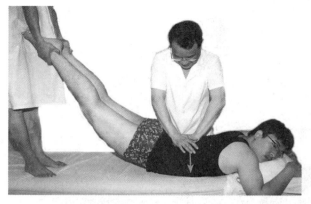

图 142　提腿压腰法

（四）悬足压膝法

适用于直腿抬举受限者。

患者仰卧位。助手固定健侧下肢膝关节部位。术者一手按住患肢膝部，不使膝关节屈曲，另一手以手掌抵住足跟、足掌及足趾部，使踝关节背伸，然后徐徐将下肢抬高至患者能勉强忍受为度，并在此姿势下维持 1～2 分钟，直至手部感觉患者足趾有搏动感时放下（图 143）。

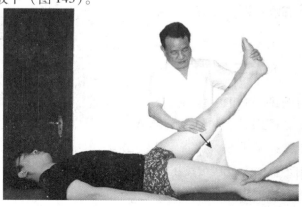

图 143　悬足压膝法

（五）牵引压腰法

经常规操作手法无明显见效者，可加用此法。

患者俯卧位。上腹部及骨盆处分别各垫一个枕头。助手两人分别握住双侧腋部及踝关节，作对抗牵引。术者双手重叠按住腰骶关节处，用垂直的力量连续按压腰部 10～20 下（图 144）。

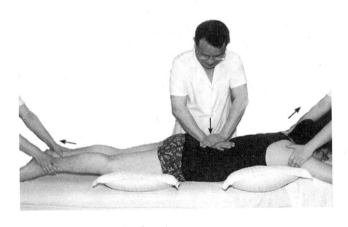

图 144　牵引压腰法

（六）旋转复位法

适用于腰椎某一棘突有偏歪者。此为骨伤科专家罗有明的祖传正骨手法，经临床应用确有良好的效果。

以棘突向右偏歪为例。患者坐位，两脚分开与肩等宽。助手面对患者，两脚夹住患者左大腿，双手压住左大腿根部。术者正坐于患者之后，左手拇指扣住偏歪的棘突，右手自病人右腋下伸向前，掌部压于颈后，握病人颈部，使身体前屈 60 度～70 度。继续向右弯至最大限度时，突然用力使其躯干急速旋转，左手拇指同时向左上方顶推棘突。此时，可觉察指下椎体有轻微移动，并可听到一弹响声，示意手法成功（图145、图146）。

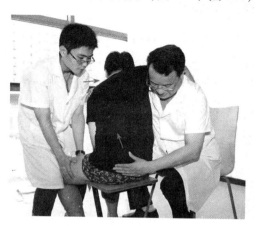

图 145　腰部旋转复位法（一）

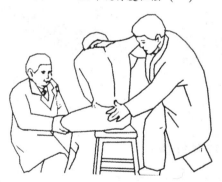

图 146　腰部旋转复位法（二）

中药应用

　　药物对本病虽无直接的治疗意义，但如按辨证论治原则用药，对改善症状仍有一定裨益。如用四肢洗方（附方13）加川断15克、狗脊15克，热敷腰部，对解除软组织痉挛有效。至于内服方，一般选用康复合剂（附方51）、补阳还五汤（附方39）、养阴柔肝合剂（附方面79）、加味增液汤（附方80）、加味芍药

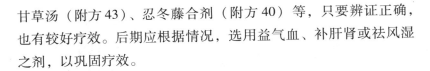

甘草汤（附方43）、忍冬藤合剂（附方40）等，只要辨证正确，也有较好疗效。后期应根据情况，选用益气血、补肝肾或祛风湿之剂，以巩固疗效。

注意事项

1. 魏氏伤科对此症的治疗颇有独到之处。手法有活血舒筋、通络止痛之效，如操作得当，则效果显著。此外，根据中医不通则痛理论，选用活血化瘀、理气止痛剂，很有必要。如久治无效者，宜在活血化瘀的基础上加入虫类药物，如全蝎、蜈蚣、炮山甲、白花蛇等以搜剔通络，则更相得益彰。

2. 腰椎间盘突出症以慢性居多，一般病程长，治疗困难，迄今为止只有以手法治疗为主效果最佳，但在治疗过程中，术者必须耐心地消除患者的顾虑，取得合作。手法操作，应由轻渐重，循序渐进，使患者有一个适应的过程。否则事倍功半，或招致半途而废。

3. 急性发作，手法应暂缓进行，待症状有所缓解后，再施以轻手法，这样效果会更好一些。此外。对急性发作者，作者常在葡萄糖盐水中加入20%甘露醇注射液250毫升、地塞米松针剂5毫克进行静脉滴注，对缓解症状有良效。

4. 本症用手法治疗，效果虽然较好，但其机理迄今尚无一致认识。较合理的推论，认为通过手法操作，可使突出的椎间盘部分回纳，或突出部分与神经根之间的病理解剖关系发生改变，亦有可能使神经根粘连获得松解，从而改善症状以至痊愈。

5. 凡急性发作的患者，或慢性症状典型的患者，均应卧硬板床休息配合骨盆牵引，可有增宽椎间隙、解除软组织痉挛作用，以利突出之椎间盘回纳。牵引时，脚部床脚应抬高20厘米左右，牵引的重量为20~25千克，每日牵引1~2次，每次1~2小时，牵引总时间为6~8周（图147）。

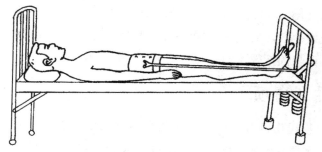

图 147　骨盆牵引法

6. 本症如经长期保守治疗无效，琢磨其原因很可能是突出的椎间盘过大，或因迁延日久而使突出的椎间盘变性，神经根发生粘连所致，对此类病例应建议手术治疗，以免贻误病情。

典型病例

例 1. 余某，男，35 岁。住院号：88410。

主诉：左腰腿痛已半年，有腰扭伤史。当地伤科诊断为坐骨神经痛，经臀部注射维生素 B_1、维生素 B_{12} 等多次无效。检查：左直腿抬举 30 度，拉塞格征阳性，腰椎有侧突畸形，第四、五腰椎左侧棘突旁有固定压痛点并向下肢反射，小腿外侧及足背皮肤感觉减退，左伸拇肌力减弱，跟反射和膝反射均无异常。腰椎正侧位 X 线摄片除提示有侧突外，余无异常。拟诊为第四、五腰椎椎间盘突出症。入院后即行骨盆牵引，每隔 3 ~ 4 天予以伸髋拉腿法、斜扳法和悬足压膝法各 1 次，内服补阳还五汤（附方 39）加味，每日 1 剂。19 天痊愈出院。

例 2. 江某，女，32 岁。住院号：98441。

主诉：于 1 月前俯身提水时不慎扭伤腰部，当即剧烈腰痛并向左下肢放射，咳嗽或大便时症状加剧，行动困难，经卧床休息和中西药物对症处理无效。检查：左腿直高抬举 30 度，拉塞格征阳性，腰椎有明显侧弯，第五腰椎与第一骶椎棘突旁约1厘米处有固定压痛点，小腿后侧及足底皮肤感觉减退，跟腱反射减弱，舌质偏红，脉象弦数。脊柱X线摄片提示有侧突畸形。拟诊为第五腰椎、第一骶椎椎间盘突出症。入院后嘱其卧床休息并进行骨盆牵引，同时每周作伸髋拉腿法、斜扳法、提腿压腰法和悬足压膝法各3次，内服忍冬藤合剂（附方40），每日1剂。1个月后疼痛基本缓解，脊柱侧突纠正，直腿抬举可达70度~80度，乃嘱其出院继续牵引，门诊随访。半年后复查，临床征象消失，恢复工作。

例3. 虞某，男，45岁，瑞安市辛塍镇上望村人，2011年11月2日初诊。一周前，出海捕鱼，因弯腰过久，用力过度，致腰痛伴左侧下肢酸痛麻木而来就诊。检查：脊椎明显侧弯，左直腿抬高45度，拉氏征阳性，小腿外侧有麻木区，拇趾背伸力稍微减弱。腰部CT检查，显示腰椎4~5椎间盘突出0.4厘米。拟诊为腰椎间盘突出症。本当建议其使用骨盆牵引，但患者不能仰卧平伸，只得放弃。经考虑再三，予以魏氏督脉手法加推扳法，再内服七味白术散（患者便溏，日大便2~3次），因疼痛较剧，又在葡萄糖盐水中加入20%甘露醇注射液250毫升、地塞米松针剂2毫克，进行静脉滴注。三天后来电称，经治疗后，疼痛已有所改善，乃嘱其继续静脉滴注3天。1周后复查，其疼痛已大为减轻，唯仍有腰部牵掣不适感。检查其脊椎尚有轻度侧突现象。左下肢抬举可达到50度~60度，建议停止静脉滴注，继续使用督脉手法加推扳、斜扳手法，中药内服照旧，并用四肢洗法热敷其腰部。经三周治疗，诸症均有明显改善，直腿抬举已达正常水平，脊椎侧弯已基本纠正。2012年1月3日随访，诸恙若失，称谢不已。

梨状肌损伤综合征

梨状肌起自骶骨前面，经坐骨大孔自骨盆穿出，向外直行至大粗隆附近逐渐变窄，以腱抵止于髋关节囊的后上部和股骨大粗隆的上端，受第一、二骶神经支配。正常人的坐骨神经自坐骨大孔穿出，经过梨状肌的下缘，沿大腿后侧向下走行（图148）。

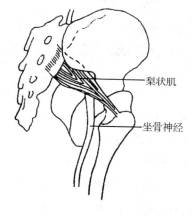

图 148　梨状肌解剖图

由于急性或慢性损伤，使梨状肌发生充血、水肿、痉挛以至粘连，从而产生坐骨神经压迫症状，此即所谓梨状肌损伤综合征。

诊断要点

1. 有急、慢性损伤史。

2. 患侧臀部疼痛，并沿大腿后侧、小腿后外侧扩散，偶尔小腿外侧有麻木感。

3. 在梨状肌表面投影位置，可探及该肌呈条索样隆起，并有明显压痛。

4. 直腿抬高试验（参见138页图135）一般阴性。脊柱无侧突畸形。第三、四、五腰椎和第一骶椎棘突旁开1厘米处无压

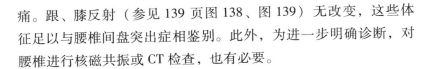

痛。跟、膝反射（参见 139 页图 138、图 139）无改变，这些体征足以与腰椎间盘突出症相鉴别。此外，为进一步明确诊断，对腰椎进行核磁共振或 CT 检查，也有必要。

手法治疗

（一）伸髋揉推法

第一步，患者侧卧位。助手双手扶住患侧下肢踝关节部位，在髋关节后伸姿势下进行牵引。术者双手拇指揿定梨状肌纤维，作点、按、揉并推之向前（图 149）。

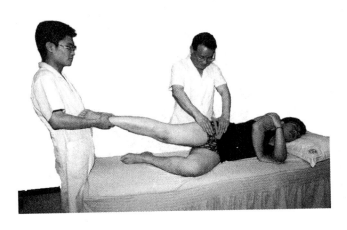

图 149　伸髋揉推法（一）

第二步，助手放下患肢，按住健侧下肢踝关节。术者一手按住梨状肌部位，另一手握住患侧下肢踝关节，用力向后拔拉，使髋关节过度后伸（图 150）。

第三步，患者仰卧。术者一手握住患侧踝关节，另一手按住膝关节，用力使膝关节和髋关节过度屈曲，膝部须抵至胸前为度（图 151）。

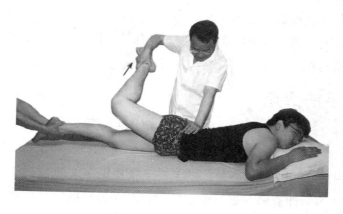

图 150 伸髋揉推法（二）

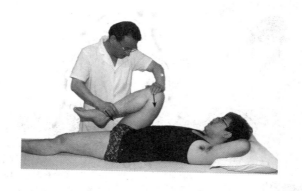

图 151 伸髋揉推法（三）

（二）尺骨鹰嘴点揉法

对身体壮实、臀部肌肉丰厚的患者，用伸髋揉推法时，拇指往往使不上劲，宜改用尺骨鹰嘴点揉法。

患者体位及助手固定姿势如图所示。术者屈肘，用尺骨鹰嘴顶住梨状肌表面投影位置（相当于环跳穴），作点、按、揉 1～2 分钟（图 152）。

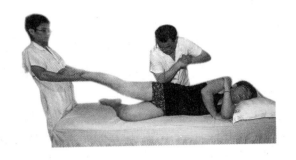

图 152　尺骨鹰嘴点揉法

中药应用

除手法外，应用中药内服很有必要。凡体质壮实、瘀阻明显者，选用康复合剂（附方 51）、舒筋合剂（附方 31）；阴虚而瘀血内阻者，忍冬藤合剂（附方 40）主之；肝阴不足者，补肝合剂（附方 50）、加味芍药甘草汤（附方 43）主之；气血不足、肝肾偏亏而兼风湿入络者，独活寄生汤（附方 37）、伸筋活血汤（附方 19）主之；肝肾阴虚而兼肝阳上扰者，加味杞菊地黄汤（附方 81）主之；怀孕妇女因胎儿压迫而出现类似梨状肌损伤综合征者，妊娠坐骨神经痛方（附方 82）、补中益气汤（附方 10）主之。

注意事项

1. 手法治疗梨状肌损伤综合征，如运用得当，则疗效较好。本法是在髋关节后伸姿势下操作的，这样的姿势容易显露梨状肌，因而得心应手，较之其他手法为优。一般 3～4 天操作 1 次。手法治疗时，动作须轻重适度，忌行强力扳拉。

2. 如局部压痛点集中者，尚应配合封闭疗法。封闭时须用 9

号长针头，避开坐骨神经深刺方有效。

3. 作者曾遇到一例以左坐骨神经痛为主诉的病人，女，65岁，瑞安市湖岭镇人。据述左下肢疼痛伴有麻木已历半年之久，曾在当地骨伤科诊治多次，始终无效，反有加重之势。后慕名而前来求诊，作者初断为梨状肌损伤综合征，予以手法及中、西药物对症处理，约经 2 周治疗，病情未见改善。乃建议她作腰椎正侧位摄片及腹部 B 超检查，结果发现左侧卵巢部位有一肿块，大小约 4～5 厘米。转妇科会诊，予以手术切除肿块。1 个月后来复诊称，她的坐骨神经痛已完全消失，步履恢复正常。作者曾遇此等病例数例。故建议今后对以坐骨神经痛为主诉的病人，不要专从骨伤科的角度来考虑治疗方案，必要时应进行比较全面的检查，如此才不会出现误诊。

典型病例

例 1. 郑某，男，62 岁。住院号：114043。

主诉：右臀腿后侧疼痛、牵掣不舒伴行动困难已 1 个月许，曾有扭伤史。检查：右直腿抬高可达 80 度～90 度，臀部梨状肌表面投影位置有明显的固定压痛点，第三、四、五腰椎和第一骶椎棘突旁无压痛，跟反射、膝反射均无特殊。腰椎正侧位 X 线摄片提示肥大性改变。拟诊为右梨状肌损伤综合征。入院后每周 2 次进行伸髋揉推法治疗，内服舒筋合剂（附方 31）。住院 18 天痊愈出院。

例 2. 涂某，男，50 岁。1979 年 5 月 20 日初诊。

主诉：右下肢牵掣作痛伴有麻木感已半年，有过扭伤史。当地医院诊断为坐骨神经痛而予以针灸、推拿等疗法无明显见效。检查：右直腿抬高试验可被动抬高 80 度左右，脊柱无侧突畸形，右环跳穴处可触及一条索样物并有明显压痛。跟反射和膝反射无特殊，腰椎 X 线摄片提示为肥大性关节炎。拟诊为右梨状肌损伤综合征。每周 2 次进行伸髋揉推法治疗，内服舒筋合剂（附方31）加生黄芪 30 克、全蝎 5 克、蜈蚣 2 条。经 2 周治疗，疼痛明显减轻，但局部压痛仍存在，乃针对压痛点作封闭疗法 1 次。1 个月后复查，临床征象基本消失。

臀上皮神经损伤综合征

臀上皮神经损伤综合征为临床常见病和多发病，迄今尚无特效疗法。臀上皮神经系一组感觉神经，它由第一、二、三腰椎脊神经后支的外侧支发出，在髂嵴上方穿过背肌和腰背筋膜，分布于臀上外侧和股骨大粗隆区的皮肤（图153）。当腰部急性扭伤或慢性积累性劳损时，臀上皮神经常会同时受累，出现痉挛、充血、水肿甚至粘连而引起以臀腿疼痛为主的临床综合证候群。

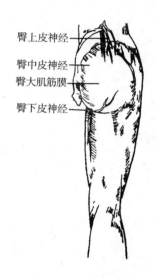

臀上皮神经
臀中皮神经
臀大肌筋膜
臀下皮神经

图 153　臀上皮神经示意图

诊断要点

1. 多有不同程度的腰臀部急性或慢性损伤史。

2. 单侧或双侧臀部疼痛，伴有下肢牵掣不舒或兼有麻木感，步履乏力。

3. 在髂嵴中点直下 3~4 厘米处可触及一条索样物，压痛明显（图154）。

4. 直腿抬高试验及拉塞格征阴性，脊柱无功能性侧突畸形，跟反射和膝反射无改变，这些体征足以与腰椎间盘突出症相鉴别。

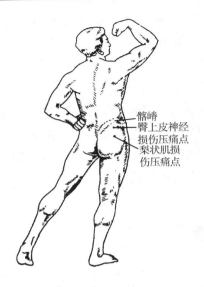

髂嵴
臀上皮神经
损伤压痛点
梨状肌损
伤压痛点

图 154　臀上皮神经损伤和梨状肌损伤压痛点

手法治疗

（一）推扳法

参见第 125 页图 130。

（二）伸髋拉腿法

参见第 141 页图 140。

（三）斜扳法

参见第 141 页图 141。

（四）伸髋揉推法

其具体操作与梨状肌损伤综合征的手法基本上类似，参见第

149 页图 149，150 页图 150、图 151。但应注意，术者双手拇指须置于臀上皮神经损伤部位。

中药应用

其用药基本上与梨状肌损伤综合征相仿。通常根据病情，选用舒筋合剂（附方 31）、忍冬藤合剂（附方 40）、补肝合剂（附方 50）等，奏效显著。中成药如大活络丸（附方 14）、人参再造丸（附方 15）、小金丹（附方 83）、健步虎潜丸（附方 41）等，皆可酌情使用。

注意事项

1. 上述 4 种手法须同时配合运用，方能取得效果。术后有的伤员患肢疼痛可能暂时加剧，此属正常反应，嘱患者不必顾忌。一般 3～4 天操作 1 次。

2. 对于压痛点明显且集中者，宜用 1% 普鲁卡因 5～10 毫升与醋酸确炎舒松 1 毫升混合，针对压痛点深注射。每周 1 次，以 3 次为 1 疗程。术前须作普鲁卡因过敏皮试。

3. 绝大多数患者如坚持上述疗法，均能于 1～2 个月内治愈。如经较长时间治疗而无明显见效者，应摄腰椎正侧位 X 线片及骨盆平片，以排除其他疾患。

4. 以小针刀对准压痛点，进行松解术，有时能取得较好疗效。此外，痛点以较粗的消毒针头刺之，然后以火罐吸去瘀血，同时针刺风市、委中、阳陵泉、昆仑等穴位，效果较满意。

典型病例

例 1. 刘某，男，38 岁。1982 年 11 月 21 日初诊。

主诉：右臀腿疼痛、牵掣不舒已 4 个月许，有腰扭伤史。曾作过针灸、内服中西药物等治疗均未见效。检查：右直腿抬举达80度～90度，拉塞格征阴性，脊柱无侧弯畸形，右髂嵴中点直下3～4厘米处有固定压痛并触及一条索样物；苔薄，舌边有瘀点，脉弦涩。腰椎正侧位X线摄片无异常发现。拟诊为右臀上皮神经损伤综合征。予以每周进行上述4种手法各1次，内服舒筋合剂（附方31）加三棱、莪术、全蝎、蜈蚣、胆南星等。经2周治疗，症状基本缓解。

例2. 周某，女，68岁。1982年10月16日初诊。

主诉：右臀腿痛已4年，有腰扭伤史。历经中西药物等各种疗法均无效。曾转至上海、杭州等地治疗，病情亦无转机。检查：右直腿抬举达80度左右，拉塞格征阴性，右臀上皮神经部位压痛明显并有条索样物触及；苔薄，舌质淡，脉缓。腰椎正侧位X线摄片提示有肥大性改变。拟诊为右臀上皮神经损伤综合征。每周进行上述手法各1次，内服舒筋合剂（附方31）加生黄芪30克、炒白芥子10克、全蝎5克、蜈蚣2条。治疗1个月，疼痛基本消失。

骶尾关节挫伤

骶骨位于腰椎的下方，组成骨盆后壁的大部，由 5 个骶椎愈合而成（图 155）。

尾骨由幼年时的 4～5 个尾椎融合而成。第一尾椎的椎体上面有 2 个上关节突，称尾骨角，对向骶角，并有 2 个向外突的横突（图 156）。

骶骨与尾骨的连接部分，称骶尾关节（图 157）。跌倒臀部着地，或臀部受到撞击，均可引起骶尾关节挫伤。虽然此症在临床上不属于严重损伤，但如不作及时有效治疗，其疼痛常会遗留相当长的时间，甚至达几年之久。既往对此损伤仅按一般对症处理，效果不够理想。近几年来，作者通过临床摸索，运用手法配合中药治疗，疗效显著提高。

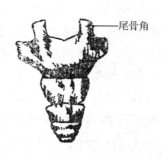

尾骨角

图 155　尾骨（后面观）

诊断要点

1. 有不同程度的外伤史。
2. 骶尾部疼痛，有的较剧烈，坐时症状加重。
3. 骶尾关节周围压痛明显。
4. 肛门检查时在骶尾关节处有压痛，但无异常骨性隆起。
5. X 线摄片一般无异常发现。

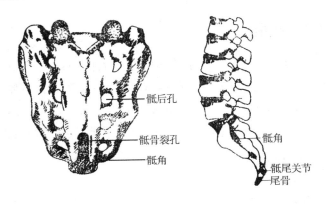

图 156　骶骨　　图 157　骶骨与骶骨关节

手法治疗

伸髋推按法

患者俯卧位。助手扶住患者左足踝部，术者先立其左侧，一手掌根部抵住骶尾关节部位，另一手扶住右足踝部，徐徐将右下肢呈抛物线状拉至最大限度。接着，握住踝关节的手用力向后拉，抵住骶尾关节部位的手乘势向前推按，或有弹响声发生（图158）。随后，术者立其右侧，以同样手法重复 1 次。

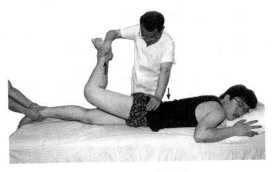

图 158　伸髋推按法

中药应用

配合中药治疗可提高疗效。早期一周内用泽兰叶汤（附方32）加参三七、制大黄，头煎内服，二煎热敷局部，有活血化瘀、理气止痛作用。以后根据中医"下病上治"法则，用补中益气汤（附方10）配合龟龄集（附方29）内服，效果较满意。

注意事项

1. 在手法操作过程中可有短暂疼痛，术前应向患者说明不必顾忌。

2. 临床实践表明，手法确有一定效果，但其机理尚不十分清楚。作者设想，所谓骶尾关节挫伤，很可能包含有滑膜嵌顿或错位存在，通过手法，能将滑膜嵌顿解除或错位纠正，从而使疼痛在短期内减轻。

3. 对于陈旧性的骶尾关节挫伤，疼痛久治不愈者，作者也曾使用上述疗法，也有一定效果。如配合局部封闭疗法或理疗等，则更相得益彰。

4. 对久治不愈的陈旧性骶尾关节挫伤，作者常在碘酒和酒精消毒下，用七星针叩击压痛点多下，然后用小型火罐抽吸之，吸出瘀血后，再对症用药，效果较好。

典型病例

例1. 孙某，女，28岁。1982年7月15日初诊。

主诉：平地滑跌，臀部着地致骶尾部疼痛已1天。检查：骶尾关节处压痛明显，但无肿胀，肛门检查无异常发现。骶尾骨正侧位摄片亦属正常。拟诊为骶尾关节挫伤。在进行伸髋推按法操作过程中，术者掌下有弹响感觉。术后约5分钟左右即感疼痛减轻。处以泽兰叶汤（附方32）加参三七2克、制大黄5克，嘱其头煎内服，二煎熏洗局部。4天后复诊，疼痛显著减轻。原方续进5剂。10天后随访，症状消失，恢复工作。

例2.陈某，女，40岁。1982年8月16日初诊。

主诉：骶尾部外伤后疼痛已半年许。曾作X线摄片检查，无异常发现。历经中药、局部封闭等疗法，症状无明显改善，且每天劳累后肛门有坠胀痛。检查：面色苍白，精神不振，四肢厥冷，舌质淡白，脉象沉细无力。症属骶尾关节陈旧性挫伤。中医辨证为中气不足、肾阳亏损。予以每周进行伸髋推按法1次，内服补中益气汤（附方10）合龟龄集（附方29）。3周后随访，精神较前振作，疼痛基本消除，肛门坠胀感亦消失，患者称谢不已。

骶髂关节错位

骶髂关节为一微动关节，外伤后可能引起单侧或双侧骶髂关节错位，使该关节面失去正常的彼此相符位置而处于交锁状态。同时，部分关节韧带因受到牵拉而产生劳损（图159）。

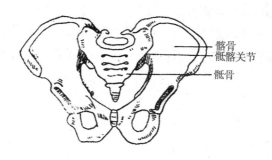

髂骨
骶髂关节
骶骨

图 159　骨盆

诊断要点

1. 有较明显的外伤史。

2. 患侧臀部疼痛，有时可放射至下肢。

3. 骶髂关节做以下两种试验均为阳性：

（1）唧筒柄（Pump Handle）试验：患者仰卧位。检查者一手握住患者膝部，使之屈膝屈髋，同时强使髋关节内收；另一手握住患侧肩部以稳定上身使之不动，这时，由于臀肌牵引和大腿向内侧挤压骨盆，使骨盆纵轴产生旋转压力。若骶髂关节有病变，则产生疼痛（图160）。

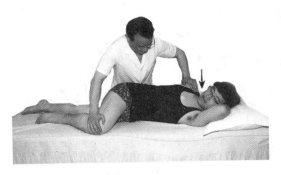

图 160　唧筒柄试验

（2）帕特里克（Patrisk's）试验：患者仰卧位。检查者把患侧外踝部位放于健侧髌骨处，然后压被试侧膝盖，一直压到与床面相接触。因为患侧大腿外展外旋，这时髂骨上部被大腿前侧和内侧肌群所牵引而向外分离。若骶髂关节有病变，就会出现疼痛。但事先应排除髋关节本身病变（图 161）。

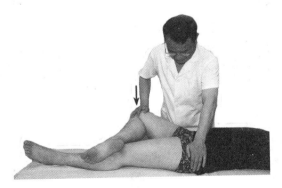

图 161　帕特里克试验

4. 骶髂关节部位有压痛及叩击痛。

5. 局部触诊可发现髂后上棘略有隆起感。

6. 若髂骨向上移位，则 X 线摄片可以显示。至于骶髂关节稍有旋转性错位，则 X 线摄片一般难以发现。

手法治疗

（一）伸髋推压复位法

1. 患者俯卧位。术者一手按压骶髂关节部位，另一手握住踝关节稍上方，在髋关节处于过伸位姿势下，用力拔拉，使髂骨在骶骨上向后旋转。手法操作过程中，可有弹性声发生（图 162）。

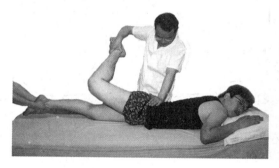

图 162　伸髋推压复位法（一）

2. 患者仰卧位，对侧上臂置于枕后。将髋关节极度屈曲，使该关节后面的软组织牵拉髂骨向前旋转（图 163）。

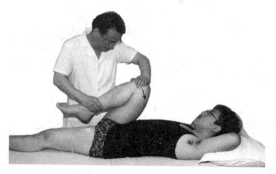

图 163　伸髋推压复位法（二）

3. 将患侧下肢外展外旋，并牵拉使之伸直（图164）。

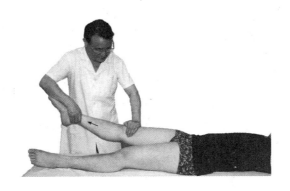

图 164　伸髋推压复位（三）

（二）提腿按压复位法

患者俯卧位。助手双手分别固定双踝关节并提起，使骨盆离开床面。术者双手重叠按住患侧骶髂关节，用垂直的力量连续按压 5 ~ 10 下（图165）。

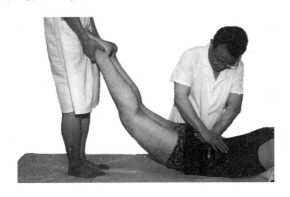

图 165　提腿按压复位法

中药应用

对该症的治疗，除手法外，尚应配合中药治疗。早期宜服加味四物汤（附方69）、泽兰叶汤（附方32）、加味桃红四物汤（附方52）；后期选用麻黄附子细辛汤（附方84）、独活寄生汤（附方37）、伸筋活血汤（附方19）；如久治不愈者，多系瘀血内阻、风湿入络之候，应选用康复合剂（附方51）、忍冬藤合剂（附方40）等。外敷散瘀软膏（附方85），有清热、活血、镇痛良效。

注意事项

1. 急性病例，运用手法整复1～2次后，即有一定疗效；慢性病例，须多次复位，一般3～4天操作1次。

2. 急性骶髂关节错位经手法整复后，应卧硬板床休息2～3周，以利关节囊修复。内服中药以泽兰叶汤（附方32）加减。慢性病例，尚应配合局部封闭等疗法。

3. 术前应作必要的检查，如血沉、抗"O"以及X线摄片等，以便与骶髂关节结核、类风湿性关节炎等严格鉴别。

4. 骶髂关节错位运用魏氏手法治疗，得到了西医骨科权威叶衍庆教授的肯定。叶教授认为，骶髂关节为一稳定的微动关节，比较剧烈的外伤，可使正常的彼此相符的位置处于交锁状态。通过魏氏伸髋推压复位法后可有效解除交锁状态而使诸症消失。

典型病例

例1. 许某，男，51岁。住院号：104219。

主诉：1周前扛抬重物时不慎扭伤，当即感到左侧臀部剧烈疼痛并向下肢放射，不能行动。某医院伤科曾以"坐骨神经痛"

诊治，无明显见效。检查：左直腿抬高试验被动抬举可达 80～90度，拉塞格征阴性，帕特里克试验及唧筒柄试验均阳性，左骶髂关节 X 线摄片无异常发现。血沉及白细胞检查均在正常范围。拟诊为左骶髂关节错位。于 1982 年 8 月 6 日收住入院。先后 3 次进行伸髋推压复位法，内服伸筋活血汤（附方 19）。加参三七 2 克，每日 1 剂。住院 15 天痊愈出院。

例 2. 陈某，男，35 岁。1994 年 8 月 16 日初诊。

主诉：2 个月前骑自行车不慎跌倒，引起左侧臀部疼痛，并放射至左下肢，步履不便。经当地摄片及 CT 检查均无异常发现。按软组织损伤治疗后症状减轻，但左侧下肢始终疼痛并有牵掣感。检查：左骶髂关节有压痛及叩击痛，髂后上棘稍有隆起感，帕特里克试验和唧筒柄试验均为阳性，直腿抬高试验正常，跟、膝反射存在，伸拇肌力良好。根据临床病象，拟诊为左骶髂关节错位。予以伸髋推压复位法、提腿按压复位法治疗，每周进行 2次。内服康复合剂（附方 51）。同时 10% 葡萄糖注射液 1000 毫升中加入复方丹参注射液 20 毫升、丁胺卡那霉素针剂 0.4 克、地塞米松针剂 5 毫克，静脉滴注。经二周治疗，症状完全消失，恢复工作。

膝关节肥大性关节炎

膝关节肥大性关节炎，又称增生性或退行性关节炎，属骨伤科常见病和多发病。临床上分为原发性和继发性两种。前者多见于中、老年人，随着年龄的增长和内分泌功能的失调，使关节软骨出现变性以及骨质疏松。后者多继发于先天性和后天性关节畸形，导致生物力学改变而使动态平衡失调；或因损伤、慢性积累性劳损，引起关节软骨面磨损而出现关节退变。

诊断要点

1. 多见于中、老年人，或有损伤病史。
2. 膝关节疼痛，疲劳后症状加剧。
3. 检查膝关节伸屈活动时，可扪及捻发音。
4. 滑膜炎急性发作时，膝关节红肿热痛，浮髌试验阳性。
5. 膝关节活动功能可有不同程度的障碍。
6. X线摄片可见骨质增生，或有内外侧间隙狭窄，或见髁间隆突变尖，或见骨质疏松等。

手法治疗

伸屈旋转法

术者一手握住膝关节前方，另一手握住踝关节，先将膝关节被动伸直，继而缓缓被动屈曲，以患者能忍受为度。最后将膝关节在屈曲位被动内旋和外旋3~5下，并逐渐将膝关节伸直。至

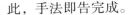

此，手法即告完成。

在手法操作过程中，可有粘连撕裂声扪及。

中药应用

膝关节肥大性关节炎，属中医"骨痹"范围，与年龄、风湿以及外伤等因素有关。加味玉屏风散（附方45）、独活寄生汤（附方37）、五桑四藤汤（附方47）、鸡鸣散（附方91）、黄芪桂枝五物汤（附方1）、加味当归四逆汤（附方49）、防己黄芪汤（附方93）等均可辨证使用。如偏热性或伴有关节积液者，水牛角合剂（附方92）、蚕砂合剂（附方55）、滑膜炎合剂（附方54）、五皮饮（附方23）、宣痹汤（附方94）等皆可酌情选用。经上述中药治疗后，多数患者的症状及体征均有不同程度的改善以至消失。

注意事项

1. 对膝关节肥大性关节炎而伴有功能不同程度障碍者，施以手法治疗，可使粘连逐渐松解，对改善关节活动功能及症状均有一定裨益。

2. 手法动作须轻重适度，以患者能忍受为佳。切忌施以暴力以求速效，否则效果适得其反。

3. 对滑膜炎急性发作而见膝部红肿热痛者，不宜施行手法。此时应以中西药物内服和外用为主进行治疗，以奏消炎、退肿和镇痛之目的。

4. 膝关节骨质增生伴有骨质疏松者，除按上述治疗方法治疗外，有时加用阿法 D_3 胶囊和纳米钙内服，收效较显著。

5. 膝关节滑膜炎经治疗后，如病情已趋稳定状态，应嘱患者进行适度的转膝锻炼法（参见67页图84）和挤压锻炼法（参见

67 页图 85），以防后期形成粘连而影响功能。

6. 对急性滑膜炎发作者，应作必要的、较全面的检查，使其与化脓性关节炎、结核性关节炎以及痛风性关节炎相鉴别。

典型病例

例 1. 何某，女，68 岁。1999 年 4 月 8 日初诊。

主诉：左膝疼痛反复发作一年许。检查：左膝关节轻度肿胀，伸屈活动略有限制，捻发音明显。X 线摄片提示膝关节增生性改变。拟诊为肥大性关节炎。根据患者膝部皮温正常，舌质淡红，脉象虚细等征象，选用加味玉屏风散（附方 45）内服，外用四肢洗方（附方 13）热敷，并施行轻手法松解粘连。经 2 周治疗，疼痛消失，关节活动恢复正常。

例 2. 郑某，女，58 岁。1999 年 3 月 18 日初诊。

主诉：左膝猝然剧痛、行动困难已 22 天。检查：左膝部明显肿胀，浮髌试验阳性，皮温升高，功能障碍；膝关节正侧位摄片提示骨质增生；血常规化验白细胞总数偏高，血沉正常范围。拟诊为膝关节肥大性关节炎并发急性滑膜炎。外敷消肿散（附方 21），内服滑膜炎合剂（附方 54）。5 天后，诉疼痛减轻，但关节活动仍欠利。患者因工作较忙，要求快速治疗。乃在原用药基础上，在 10% 葡萄糖注射液 1000 毫升中加先锋必针剂 4 克、地塞米松注射液 2 毫克，进行静脉滴注，每日 1 次。10 天后随访，膝部肿痛基本消失，关节活动恢复正常。

（1）膝伸直，检查者将手掌按压髌骨上滑囊部，以期将滑囊内液体驱入膝关节腔内，然后另一手以垂直方向上下按压髌骨，如有积液，髌骨似有浮在水面上的感觉，即为阳性。

胸、腰椎压缩性骨折

脊柱由 32~34 个脊椎构成，其中颈椎 7 个，胸椎 12 个，腰椎 5 个，骶椎 5 个，尾椎 3~5 个（图 166）。颈椎、胸椎、腰椎和尾椎的各个椎体分开，骶椎互相融合。脊柱是全身的枢纽，是负重、运动、吸收震荡及平衡肢体的重要结构，还具有支持和保护内脏及脊髓的功能。脊柱骨折绝大多数由间接暴力造成。当患者从高处跌下，足跟或臀部着地，或重物由高处落下撞击头、肩部，均会引起脊柱不同程度的损伤。直接暴力引起脊柱骨折多由于战时的火器伤造成。

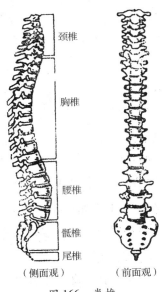

（侧面观）　　　（前面观）

图 166　脊椎

根据损伤后脊柱的稳定程度，临床上分为两种类型。明确这一点对胸腰椎骨折的治疗及预后具有重大意义，绝不可等闲视之。根据 X 线表现，凡脊柱骨折后不易再移位，也不损伤脊髓者，称为稳定型骨折。它包括：单纯压缩性骨折，其压缩程度不超过正常的二分之一者；单纯横突或棘突骨折；第四腰椎以上部位的椎板骨折（图167）。凡损伤后易于再移位，有可能损伤脊髓者，谓之不稳定型骨折。它包括：椎体压缩性骨折，其压缩程度超过正常的二分之一者；椎体压缩性骨折伴有棘间韧带断裂者；椎体粉碎性骨折；椎体骨折伴有脱位；第四、五腰椎椎板骨折（图168）。

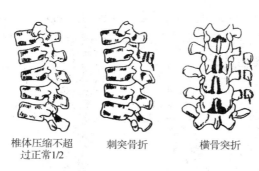

椎体压缩不超　　　刺突骨折　　　横骨突折
过正常1/2

图167　稳定性脊椎骨折

诊断要点

1. 从高处跌下，有臀部或足跟着地史。

2. 腰背剧痛，活动明显受到限制。

3. 骨折部位后凸并有明显压痛，局部软组织挛缩。第十二胸椎和第一、二腰椎为损伤好发部位。

4. 纵向叩击痛阳性。术者用拳轻击其头部或足跟时，损伤部位感觉疼痛。

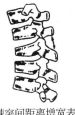 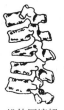 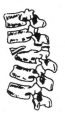

棘突间距离增宽表 　　椎体压缩超 　　　骨折脱位
示棘间韧带断裂 　　　过正常的1/2

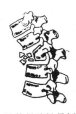 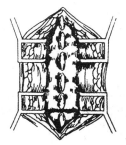

椎体粉碎性骨折

第四腰椎椎板骨折

图 168　不稳定性脊椎骨折

5. X 线摄片基本上能明确损伤部位及其程度。

手法治疗

（一）提腿压腰法或提腿压背法

其基本操作参见第 142 页图 142 和第 108 页图 115。

（二）牵引压腰法或牵引压背法

其基本操作法参见第 143 页图 144。

中药应用

大多数患者于受伤后 3～5 天内常会出现腹部胀痛、大便秘结等证候。此系腹膜后血肿所致，予以加味桃核承气汤（附方38）1~2剂后，上述症状将会很快消除。此后1~2周，宜内服泽兰叶汤（附方32）加参三七3克，炒川断、地鳖虫、骨碎补各10克，或用和营续骨合剂（附方78），有活血化瘀、理气止痛和续筋接骨等功效。后期宜根据辨证论治原则用药，或补益气血，或滋养肝肾等。

注意事项

1. 中医伤科治疗范围基本上属于稳定型骨折。对不稳定型中的椎体压缩超过二分之一者，或伴有棘间韧带断裂者，也可施以手法治疗；但对椎体粉碎性骨折，或椎体骨折伴有明显脱位，或第四、五腰椎椎板骨折者，手法应属禁忌之列。

2. 术后应卧硬板床休息，骨折部位垫以薄枕头，使其腰背部稍呈过伸位（图169）。卧床时间一般需要6~8周。

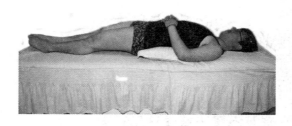

图169　仰卧位薄枕头垫高腰部

3. 对不稳定型骨折，尤其是骨折、脱位伴有截瘫者，应请骨科会诊，必要时作椎板减压术，可能对功能的恢复有一定帮助。多年前，上海市伤骨科研究所汤华丰教授来温会诊期间，谈及椎板减压术时说，根据他个人的实践经验及目前一些脊柱外科专家的看法，对脊柱不稳定型骨折，采用椎板减压术，效果并不理想，有时反而会影响脊柱日后的稳定性，故目前多倾向于保守治疗。

4. 骨折 1～2 周后，如情况许可，应嘱其在床上作力所能及的功能锻炼，方法如下：

（1）仰卧挺腰法　患者仰卧，膝、髋关节屈曲，双肘部顶住床面，然后将腰部上挺。每日 3 次，每次做 5～10 下（图 170）。

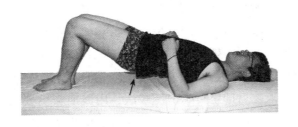

图 170　仰卧挺腰法

（2）背肌锻炼法　参见第 128 页图 133。

典型病例

例 1. 江某，女，44 岁，住院号：87935。

主诉：于 3 小时前从约 2 米高处跌下，臀部着地，当时神志清楚，但腰痛颇剧，不能行动。检查：第十一胸椎棘突明显后凸并有压痛，纵向叩击痛阳性，两下肢可作屈伸活动，皮肤感觉正常。X 线摄片提示第十二胸椎椎体压缩性骨折（椎体压缩超过正常的二分之一）。入院后即施行提腿压背法，术后局部后凸明显纠正，即取仰卧位，骨折处用薄枕头垫高。内服泽兰叶汤（附方 32）加参三七 2 克，炒川断、制大黄各 10 克，地鳖虫、骨碎补各 10 克，每日 1 剂。1 周后腰痛显著改善，惟自觉神疲力乏、心悸气短，此乃气血亏损之象，改用八珍汤（34）内服。2 周后已能翻身自如，继续原方合六味地黄丸内服，并嘱其加强功能锻炼，出院疗养。半年后随访，腰痛基本消失，恢复工作。X 线摄片复查，第十二胸椎椎体呈轻度楔形变，与刚损伤时比较，压缩程度有明显改善。

例2. 潘某，女，30岁，住院号，94757。

主诉：从约3米高处跌下，致腰痛伴腹部胀痛已3天，大便秘结。曾至某医院骨科就诊，X线摄片证实为第十二胸椎压缩性骨折并有轻度脱位。予以留置导尿并动员其作椎板减压术。因对手术有顾虑乃转来本院伤科住院治疗。检查：第十二胸椎棘突后凸并有压痛，两下肢能缓慢地屈伸但不能抬举，腹股沟以下皮肤感觉略有迟钝。拟诊为第十二胸椎压缩性骨折、轻度脱位伴不完全性截瘫。入院后即施行牵引压腰法，内服加味桃核承气汤（附方38）1剂，当晚大便2次，翌晨腹部胀痛大为减轻，乃改用泽兰叶汤（附方32）加参三七2克，炒川断、地鳖虫各10克内服。2周后症状显著改善，能自动翻身。拔除导尿管后小便能自解，两下肢知觉基本恢复正常，并能作抬举活动。此后即用补气血、益肝肾之剂内服，同时嘱其作仰卧挺腰法操练。1个月后出院疗养。1年后随访，腰痛消失，恢复工作。

锁骨骨折

锁骨是一条略带双重弯曲的长管骨，下面有锁骨下动脉、锁骨下静脉和臂丛神经。锁骨外 1/3 有斜方肌和三角肌附着，内 1/3 有胸锁乳突肌和胸大肌附着。跌倒时肩部或手掌着地，外力沿肩部或手臂传至锁骨，由间接暴力而造成骨折；锁骨受直接暴力引起的骨折较少见。骨折线多在中 1/3 和中外 1/3 交界处。儿童多为青枝型骨折；成人则为

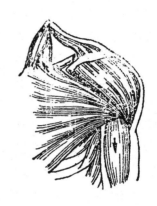

图 171　锁骨骨折的典型移位

完全性骨折，断端重叠移位。远断端由于上肢重量及胸大肌牵拉而向下、向前移位；近断端因胸锁乳突肌牵拉而向上、向后移位（图 171）。

诊断要点

1. 有明显外伤史。

2. 局部肿胀、疼痛、压痛明显。

3. 病员头向患侧倾斜，下颌转向健侧，同时以健侧之手托住患侧肘部。

4. 移位骨折可触及骨断端并有骨擦音扪及。

5. 被动活动患侧肩关节时，局部疼痛加剧。

6. 锁骨 X 线平片可明确诊断。

手法治疗

外展按压法

术前首先在骨折处注入 1% 普鲁卡因 5～10 毫升，约过 10 分钟再行手法整复。患者端坐，两手插腰挺胸。助手站立患者背后，一足踩凳缘，屈膝顶住患者两肩胛之间，双手分别握住患者两肩部，持续向后方扳拉。术者站立患者前方，用拇指按住锁骨近端向下按压，一般即可复位（图 172）。

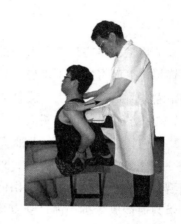

图 172　锁骨骨折外展按压复位法

中药应用

早期外敷断骨丹（附方 20），内服四物止痛汤（附方 18）。四周后多采用四肢洗方（附方 13）热敷，并逐渐加强肩关节功能锻炼。

注意事项

1. 对儿童青枝型骨折，一般不必手法整复，仅用三角巾悬吊 2～3 周即可。

2. 移位的锁骨骨折经手法整复后，应用"∞"字形绷带固定 3 周左右（图 173）。在固定期间，应密切观察有无血管、神经压迫迹象。如果固定后，上肢有麻木感，桡动脉搏动微弱，应迅速放松固定，绝不能为了保持复位后的良好位置，而继续坚持原先的固定松紧度，如果坚持这样做，很可能会出现不良的后果。

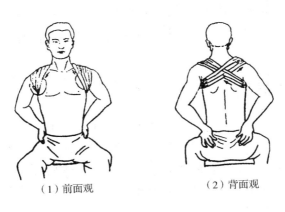

（1）前面观　　　　　　　　（2）背面观

图 173　横"∞"字绷带固定

3. 对移位的骨折用手法整复和固定失效者，宜令患者仰卧床上，对患侧上肢进行皮肤牵引，肩胛部垫高 20 厘米左右（图 174）。经过 3~4 周牵引，一般均能达到较满意的复位。

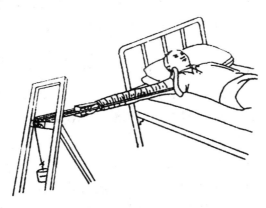

图 174　锁骨骨折牵引疗法

4. 对锁骨骨折的治疗，只要对线可以，对位差甚至重叠 1～
1.5 厘米也没有关系。目前有些医疗单位，盛行手术疗法，对锁骨
骨折，甚至小儿的锁骨骨折，也主张手术切开整复，钢板螺丝钉或
克氏钢针内固定，对此作者有不同看法。本人在上海市瑞金医院
伤骨科研究所将近工作 10 年，从未见到锁骨骨折有手术切开整
复的病例。

典型病例

例 1. 李某，男，25 岁。1998 年 6 月 19 日初诊。

主诉：骑摩托车跌倒，致左肩疼痛 3 小时许。检查：左肩不
能主动抬起，锁骨部位肿胀并有明显压痛，外观畸形。锁骨 X 线
平片提示锁骨中 1/3 骨折，重叠移位 1 厘米。在局麻下，施行外
展按压法，术后畸形消失，即给予 "∞" 形绷带固定。摄片复
查，骨折对位 2/3，对线佳。内服四物止痛汤（附方 18）加参
三七 3 克、制大黄 10 克，1 周后复诊，局部肿胀明显消退，自
觉疼痛改善。再次摄片复查，骨折对位如前。内服和营续骨合
剂（附方 78）。3 周后拆除外固定，摸触骨折部位平整，患侧
上肢可主动上举 100 度左右。处以四肢洗方（附方 13）7 剂，
善后收功。

例 2. 陈某，男，27 岁。1999 年 5 月 3 日初诊。

主诉：骑摩托车跌倒，致左肩疼痛 1 天。检查：左肩活动功
能丧失，锁骨中外 1/3 处肿胀、压痛，外观畸形。摄片提示锁骨
外 1/3 骨折，重叠 2 厘米。在局部麻醉下手法整复 2 次，均无见
效。乃嘱其住院，在外展姿势下进行牵引。3 周后摄片复查，骨
折端仍有重叠移位 1.5 厘米左右，但成角畸形消失。某医生曾建
议手术切开复位，克氏钢针内固定。患者出于信任，表示手术与
否由我决定。我即向其解释，锁骨骨折除非有血管、神经压迫症

状，一般不主张手术切开复位，即使重叠1~2厘米，并不影响肩关节功能。经说明后，家属及患者本人均无异议。4周后拆除牵引，给予四肢洗方（附方13）热敷，并嘱其进行力所能及的功能锻炼。2个月后随访，骨折基本愈合，锁骨除摸触稍有隆起感外，肩关节活动恢复正常。

肱骨外科颈骨折

肱骨外科颈（图 175），位于解剖颈下 2～3 厘米内，相当于大、小结节移行于肱骨干的交接处，为松、坚质骨邻界所在的部位，故一旦遭受暴力，容易发生骨折。此类骨折约占全身骨折的 2.3%。根据临床观察，本病以老年人最为多见，青壮年次之，罕见于儿童。绝大多数由间接暴力所致，直接暴力打击肩部而发生者少见。

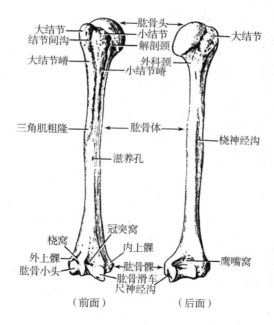

大结节	肱骨头
结节间沟	小结节	大结节
大结节嵴	解剖颈
	外科颈
	小结节嵴

三角肌粗隆 ← 肱骨体 →
桡神经沟

滋养孔

桡窝	冠突窝
外上髁	内上髁
肱骨小头	肱骨髁	鹰嘴窝
	肱骨滑车
	尺神经沟
（前面） （后面）

图 175 肱骨

诊断要点

1. 均有不同程度的外伤史。

2. 肩关节稍下方肿胀疼痛，压痛明显。

3. 有时可扪及骨擦音。

4. 被动活动肩部时疼痛加重，并且肩关节功能有较严重的障碍。

5. X线摄片可明确骨折类型。

（1）裂缝骨折（图176）。肩部外侧遭受暴力损伤，造成肱骨大结节与外科颈骨裂。由于骨裂多在骨膜下，故骨折片很少移位。

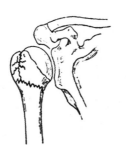

肱骨外科颈裂缝骨折

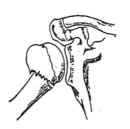

肱骨外科颈外展型骨折

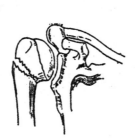

肱骨外科颈内收型骨折

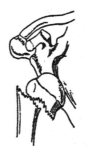

肱骨外科颈骨折脱位

图176　肱骨外科颈骨折

（2）外展型骨折（图176）。多由上肢处于外展位跌倒，手掌撑地，间接暴力冲击所致。骨折片的外侧部多嵌插而内侧部分离，骨折断片多向前内侧成角。

（3）内收型骨折（图176）。上肢在内收位时跌倒手掌撑地，或肘部受到暴力冲击而引起的骨折。骨折片的外侧分离而内侧嵌入，由于冈上肌的牵拉而使骨折断片向前外侧成角。

（4）肱骨外科颈骨折伴肩关节脱位（图176）。如患者上肢在外展、外旋位时，突遭严重暴力，除引起外展型骨折外，并有可能使远断端骨片插入肱骨头，压迫使其向前下方脱位。

手法治疗

牵引推拉法

此法适用于外展型骨折而移位明显者。患者取仰卧位，在局部麻醉下，助手甲用宽布带绕过腋下向上提拉肩部，助手乙双手握住前臂远端，沿肱骨纵轴线作对抗牵引3~5分钟，使骨断端之间互相分离；术者双手握住患处，双手拇指抵住骨折近断端，其余手指将骨折远断端向外推拉，同时令助手逐渐将上肢内收，通常即可达到复位之目的。术毕以超肩关节小夹板将上肢固定于内收屈肘位。

至于内收型骨折，术前准备如上述。在外展姿势下，术者双手握住骨折远断端近骨折部位，向内侧推按，与此同时，助手乙将上肢外展，即可复位。术毕以超肩关节小夹板或外展支架固定之，亦可外展牵引之。

肱骨外科颈骨折合并肩关节脱位者，临床少见。遇到此等病例，应在静脉麻醉下，使软组织充分放松，先整复骨折移位，然后按卧姿拔伸托入复位法（参见248页图227），整复肩关节脱位。

假如遇到肱骨头倒置，闭合整复无效者，应及时切开复位，克氏钢针内固定（图177）。

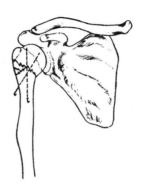

图177　肱骨外科颈骨折克氏针交叉固定

中药应用

按骨折三期分期法施行，用药与其他骨折类同。因本病多见于老年人，由于骨质疏松，故在用药方面不可过于克伐，除早期应用活血化瘀理气止痛药物外，此后还应根据病情，或培补气血，或滋养肝肾，以促使筋骨强壮而加速康复。

注意事项

1. 在整复骨折前，应仔细分析，确认骨折的类型，然后采用适当的手法予以矫正，如此方能取得较好的疗效。

2. 骨折的同时，软组织也必然遭受不同程度的损伤，且该部位临近肩关节，故骨折后期极易引起肩关节粘连而影响肩关节功能。有鉴于此，对较稳定的骨折或者移位不明显的骨折，主张1周后即开始肩关节适度的功能操练，此后逐渐加大锻炼力度，这对防止肩关节粘连的发生有好处。

3. 对有移位的肱骨外科颈骨折，如整复后，位置满意更好，假若对位欠佳，而对线尚可者，也不必苛求；假使高年患者，骨折断端已经互相嵌顿，那再行整复就更不必要了。须知，对此类骨折的治疗重点不在于解剖对位，关键在于考虑后期肩关节的活动功能恢复如何。

4. 除手术切开内固定以外，对保守疗法的病例，通常固定不超过3~4周。拆除固定后，应用中药四肢洗方（附方13）热敷，达到活血化瘀、祛风通络之目的。

5. 骨折后期的功能锻炼，参考肩关节周围炎（见17页）。

6. 肱骨外科颈骨折，经手法整复后，应用小夹板固定时，要注意：外展型骨折，蘑菇头放置腋下，内收型骨折则蘑菇头颠倒放置，如此固定方有效，否则，有再移位之可能（图178）。

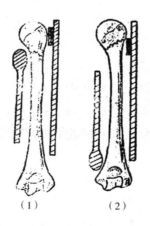

（1）　　　　　　（2）

图 178

（1）外展型骨折磨菇头放置腋下

（2）内收型骨折磨菇头颠倒放置

典型病例

例1. 朱某，女，48岁，1998年5月26日初诊。右肩外伤2天许。曾在当地伤科诊所摄片，提示肱骨外科颈骨折，明显移位，经多次整复，均无见效。刻诊，患肩疼痛、功能障碍，摄片提示，右肱骨外科颈骨折，外展型，重叠移位约0.5厘米。在颈丛麻醉和X线透视下，首先令助手二人进行对抗牵引3~5分钟，使骨断端之间分离，继而以推拉手法，将骨折断端之间对合。术毕X线正侧位摄片，证实骨折对位、对线良好，以超肩关节小夹板固定之。四周后拆除夹板，以四肢洗方（附方13）热敷，并嘱其逐渐加强肩关节功能锻炼。

例2. 季某，女，68岁，2001年10月10日初诊。患者于10月前平地跌到，引起右肱骨外科颈骨折，移位约2/3，骨科某医生在颈丛麻醉下，予以手术切开复位，为稳当起见，又以克氏钢针二枚交叉固定，六周后拔除钢针，嘱其进行功能锻炼。迄今右肩仍然疼痛颇剧，关节功能严重障碍，给生活带来诸多不便。此例说明对发生于老年人的肱骨外科颈骨折，不必苛求对位，只要对线可以就行了。作者认为，该例病人，如果早期稍作整复，以小夹板固定之，并从一周后即开始肩部功能锻炼，相信不会出现比较严重的后果。

肱骨干骨折

肱骨干是指由肱骨外科颈以下 2 厘米至肱骨髁上 2 厘米处而言。肱骨干骨折约占全身骨折的 3.4%，各种年龄均可发生，但以成人多见，肱骨中段的后面有一斜形的桡神经沟，其中有桡神经紧贴骨膜经过，故在中下 1/3 处发生骨折时，容易损伤桡神经，应注意检查。

肱骨上 1/3 和中 1/3 骨折，常由直接暴力引起，多为横形骨折及粉碎性骨折。骨折移位方向因肌肉收缩、暴力方向和受伤时前臂位置不同而各异。如骨折线位于三角肌止点以上，近断端受胸大肌和背阔肌的牵拉而内收，远断端受三角肌的牵拉而外展；骨折线位于三角肌止点以下时，近断端受三角肌、岗上肌牵拉而外展，远断端受肱二头肌、肱三头肌牵拉而向上移位。肱骨下段骨折多由旋转暴力造成的螺旋形或斜形骨折，一般骨折断端移位不大（图 179）。

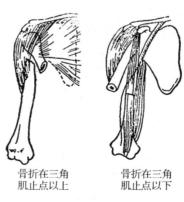

骨折在三角　　　　骨折在三角
肌止点以上　　　　肌止点以下

图 179　肱骨干骨折的移位

诊断要点

1. 有明显的外伤史。

2. 局部肿胀，皮下瘀斑，压痛明显。

3. 摸触有假关节活动及骨擦音扪及。

4. 有时外观可见成角畸形。

5. 如合并桡神经损伤，则有垂腕，掌指关节不能主动背伸等体征。

6. X 线正侧位摄片，可明确骨折的类型及其移位情况。

手法治疗

拔伸捺正法

在整复前，必须根据病情，结合 X 线正侧位摄片，仔细研究骨折发生的机理，随后采用适当的手法予以矫正。

现代骨伤科对骨折的整复，大体上有触摸、拔伸、旋转、捺正、折顶、回旋、分骨、扳正八法，如能熟练掌握之，则对任何骨折的整复均能得心应手。

具体整复方法如下：

肱骨上 1/3 骨折：颈丛麻醉下，助手甲、乙在外展姿势下对抗牵引；术者双手握住骨折部位，双手拇指抵住近断端，余指将远断端推向外侧，即可复位。

肱骨中 1/3 骨折：麻醉下牵引，术者根据骨折部位情况，酌情选用拔伸、捺正、扳正等手法，一般复位较容易。

肱骨下 1/3 骨折：多为螺旋形或斜形骨折，一般移位不大。在麻醉下，稍加牵引，矫正成角畸形即可。

（1）触摸手法：用手仔细触摸骨折部位，了解骨折断端的移位情况。

（2）拔伸手法：在直线牵引下，使骨断端之间分离，便于手法矫正缩短和成角畸形。

（3）旋转手法：主要应用于骨折的旋转移位，将远断端予以旋转，以凑合骨折近断端。

（4）捺正手法：以双手掌相对挤压，或用手指上提下按，以纠正侧向移位。

（5）折顶手法：对于横断形或锯齿状骨折，有时光靠拔伸和捺正手法难以见效，须采用折顶法。其操作方法是：术者双手拇指压住骨折两断端，首先加大骨折原有的成角畸形，待拇指察觉到两骨断端之间的骨皮质已经接触时，速作反折，使骨折正确复位。

（6）回旋手法：适用于斜形骨折，两断端不是处于面对面，而是背靠背的状态或两断端之间有软组织嵌入的骨折。在牵引下，助手固定骨折近断端，术者双手握住骨折远断端，作顺时针或逆时针旋转，效果良好。

（7）分骨手法：适用于两骨并列部位的骨折，如尺桡骨、掌骨等，因受骨间膜或骨间肌的影响，骨折后使两骨靠拢。复位时用手指将两骨左右分开，恢复骨间膜的原有宽度，术后予以分骨垫固定。

（8）扳正手法：适用于矫正成角畸形，术者双拇指压住成角畸形的顶点，其余手指握住骨折两断端，以相反方向的力量予以矫正，多用于儿童青枝形骨折。

中药应用

与其他骨折用药基本类同，不再重复。

注意事项

1. 肱骨干骨折，绝大多数不必手术治疗，即使有一定程度的成角畸形或旋转移位，对肩关节的功能也无多大影响，故对此类骨折，不必苛求对位和对线。

2. 肱骨中 1/3 骨折，有时并发桡神经损伤，见手腕下垂，手指不能背伸等体征。究其原因，多数是因骨折移位、挤压或牵拉过度导致桡神经不完全性损伤，一般在六至八周后可望自行恢复。如无恢复迹象，则表明桡神经有断裂或嵌入骨断端之间可能，应予以手术切开探查。

3. 肱骨上 1/3 骨折，如复位后固定失效，可改用外展支架固定或外展牵引疗法。

4. 肱骨中 1/3 骨折整复后，可用小夹板加压力垫固定（图180），屈肘 90 度，颈腕吊带悬挂，前臂放置中立位或稍旋后位。

5. 肱骨中 1/3 斜形骨折或肱骨下 1/3 骨折，也可采用悬垂石膏固定疗法（图181）。利用石膏和肌体的重量作为牵引，以矫正成角和重叠畸形。在治疗期间，伤员不能平卧位，睡眠时只能取半卧位，否则失去意义。

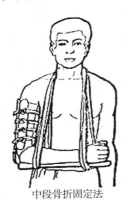

中段骨折固定法

图 180　肱骨干骨折固定法

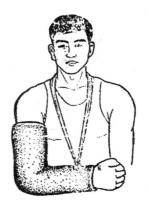

图 181　悬垂石膏固定

典型病例

例1. 王某，男，38岁，2010年8月26日初诊。一周前从3米高处跌下，致右肱骨上1/3横形骨折，重叠移位，并有成角畸形。骨科某医生在臂丛麻醉下，将骨折正确对位、对线，并用上肢石膏托予以固定，但不久又自行移位。如此反复操作多次，始终无效。乃动员病人进行手术切开复位，钢板螺丝钉内固定。因伤员对手术疗法颇有顾虑，故改请中医伤科诊治。经查考有关医学文献，知其固定之所以失效，乃由于肌肉牵拉所致。嘱伤员平卧位，在助手二人对抗牵引下，纠正了骨折的重叠移位与成角畸形，继而将患侧上肢置于托马架上，外展70度~80度，进行皮肤牵引，同时配合小夹板予以固定。术后四周摄片复查，对位、对线良好，已见有骨痂生长。去除牵引，继续以超关节小夹板固定，二月后随访，骨折已基本愈合。

例2. 张某，女，83岁。2010年10月28日初诊。病人行走时不慎跌倒，致右上臂下1/3部位肿胀、剧痛。经肱骨正侧位摄片，提示右肱骨下1/3螺旋形骨折，对位、对线尚可。在屈肘90度，并在旋后位姿势下，予以小夹板固定。早期内服泽兰叶汤。2周后复查，位置基本上没有变化。继续前法固定，中药改用续骨活血汤内服。6周后随访，肿胀基本消退，摄片已见骨痂生长。嘱其去除夹板，用中药四肢洗方热敷，并进行适度的功能锻炼，以善其后。

肱骨髁上骨折

肱骨髁上骨折，系指肱骨内、外髁之上所发生的骨折。是小儿最常见的骨折之一，占肘关节损伤的 50% ~ 60%，多发生于 4 ~ 10岁的儿童。

肱骨下端扁薄而宽，向前屈曲，前有冠状窝，后有鹰嘴窝，两窝之间仅有一层薄的骨片，故容易发生骨折。

根据所遭受暴力的不同，致骨折发生不同的移位，临床上分为两型。

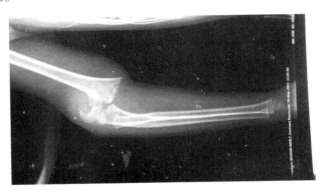

图 182　伸直型肱骨髁上骨折

（1）伸直型：最多见，约占这类骨折总数的 90% ~ 95%。跌倒前仆时，肘关节处于半屈曲位或过伸位姿势，掌部着地，暴力经前臂传导至肱骨髁部，向后向上冲击；同时由于体重的力量自上而下，将肱骨干下部推向前下方，使骨折线从前下方斜向上方，远断端向后上方移位。

（2）屈曲型：很少见，约占这类骨折总数的5%～10%。受伤时肘关节屈曲，肘部直接着地所致。骨折线自后下方斜向前上方，远断端向前上方移位。

手法治疗

推挤按压法

一助手握住患肢上臂，另一助手握住前臂，在前臂旋后位、肘关节伸直位姿势下牵引2～3分钟，然后术者一手固定肘关节稍上方，另一手握住肘关节稍下方，以相反的方向和适当的力量推挤，使侧方移位纠正。最后根据骨折类型的不同，术者用大拇指向前或向后按压骨折远断端，以纠正前后移位（图183）。伸直型骨折应屈肘固定3周；屈曲型骨折应伸直位固定，固定时间为2周左右，待骨痂稍有生长，骨断端已基本处于稳定状态时，再屈肘固定1周。

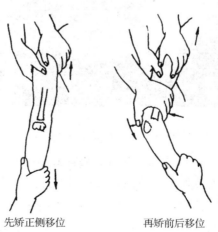

先矫正侧移位　　　　再矫前后移位

图183　肱骨髁上骨折伸直型手法复位示意图

中药应用

早期应给予活血化瘀、理气止痛之剂，以助血肿消散，3周后可拆除固定，以四肢洗方（附方13）煎汤熏洗，帮助肘关节功能复原。

注意事项

1. 对早期的肱骨髁上骨折，肿胀不甚明显且无张力性水泡出现者，运用手法整复、小夹板外固定（图184），一般均能收效。

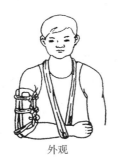
外观

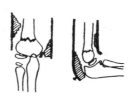
示意图

图184　复位后，小夹板固定

2. 在固定期间应密切观察患肢的血液循环状态，以防出现因骨折引起的前臂缺血性肌挛缩，也称伏克曼缺血性挛缩（图185）。

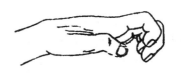

图185　骨折引起的前臂缺血性肌挛缩

3. 对移位明显、固定失效的病例，或在固定过程中出现张力性水泡者，应放弃外固定，改用牵引疗法，此为最佳选择。

在皮肤牵引过程中，开始重量应加大一些，待骨断端之间基本分离并予以手法整复后，再适当减轻重量作维持牵引。同时，要特别注意牵引方向要和肱骨纵轴线保持一致，以纠正桡偏或尺偏，防止日后出现肘内翻或肘外翻畸形。

文献记载，对肱骨髁上骨折所采用的牵引疗法，有悬吊式牵引、康培白朗脱牵引及伸直位皮肤牵引 3 种。作者所采用的皮肤牵引取法于后者，但在牵引过程中所采用的具体整复及固定方法又有所不同。实践证明，此法安全有效，值得推广。

4. 基于儿童对骨折的修复有较大的可塑性，因此对肱骨髁上骨折不必强求解剖对位，但较为严重的旋转移位则是不允许存在的。作者在上海瑞金医院工作期间，曾去参观小儿骨科病房，据介绍，对小儿肱骨髁上骨折，极少采用手术疗法，基本上都是运用保守疗法的。记得有一小儿肱骨髁上骨折，对位、对线均不理想，照样予以牵引疗法处理之。认为小儿对骨折有较大的可塑性，即使对位、对线不甚满意，通过牵引治疗，以后也不会对肘关节的功能有多大的影响。

典型病例

例 1. 张某，8 岁，1999 年 5 月 18 日初诊。

主诉：从床上跌下，致左肘肿痛 1 小时。检查：左肘肿胀、压痛，外观畸形，肘关节正侧位摄片提示左肱骨髁上骨折，骨折远断端向桡侧及后上方移位。拟诊为左肱骨髁上骨折（伸直型）。即在牵引下先整复侧向移位，继而用拇指按压骨折远断端向前，屈肘 90 度，石膏托固定。经摄片复查，骨折对位、对线良好，予以活血化瘀、理气止痛中药内服。1 周后再次摄片复查，骨折位置如前。3 周后拆除固定，以四肢洗方（附方 13）热敷，善后收功。

例 2. 王某，男，9 岁。1998 年 7 月 15 日初诊。

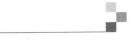

肱骨髁上骨折

　　主诉：上体育课时不慎跌倒，致右肘肿痛2天。曾去某医院就诊，诊断为肱骨髁上骨折而行手法整复，小夹板外固定。因疼痛未见改善，且前臂肿胀有加剧之势，乃转来本院就诊。检查：左肘及前臂明显肿胀，肘部出现张力性水泡。经摄片复查，提示肱骨髁上骨折，远断端向桡侧及后上方移位。予以住院，进行左前臂伸直位皮肤牵引，同时用抗生素静脉滴注，以防感染。1周后肘部肿痛明显消退，乃在牵引下先行整复侧向移位，并用小夹板加压力垫固定，继续保持伸直位牵引。2周左右摄片复查，正位位置良好，但侧位仍欠满意，用按压法予以纠正，除去牵引，改用石膏托屈肘外固定。经再次摄片复查，对位、对线均较满意。4周后除去外固定，用四肢洗方（附方13）热敷。2个月后随访，功能良好。

前臂双骨折

尺桡骨骨干双骨折，临床甚为多见。好发于青少年，可由直接或间接暴力造成。

两骨完全骨折后，断端间可出现重叠、旋转、成角及侧方移位四种畸形。治疗时，须将两骨远、近骨折段正确对位。矫正上述畸形，并保持整复后的位置直到愈合，如此才能恢复前臂的主要功能——旋转功能。

骨折移位情况，随骨折部位和肌肉牵拉而定：①骨折线在旋前圆肌止点以上，则桡骨近断端受旋后肌和肱二头肌的牵拉而呈旋后位，并稍屈曲；远断端受旋前圆肌和旋前方肌的牵拉而向前旋转。②骨折线在旋前圆肌止点以下，则桡骨近断端受旋前圆肌和旋后肌对抗牵拉而处于正中位；远断端受旋前方肌牵拉向前旋转。同时，由于前臂伸肌和屈肌群的肌肉收缩，可使骨折断端出现重叠移位（图186）。

诊断要点

1. 均有明显的外伤史。
2. 前臂肿胀、疼痛和压痛。
3. 一定程度的畸形。
4. 假关节活动。
5. 骨擦音多数能扪及。
6. 前臂旋转功能有不同程度的障碍。
7. X线摄片可确诊骨折的部位及移位的情况。

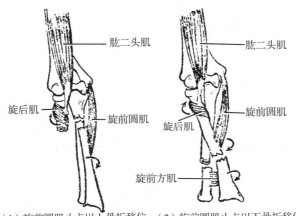

（1）旋前圆肌止点以上骨折移位　（2）旋前圆肌止点以下骨折移位

图186　尺、桡骨中段（三分之一）骨折

手法治疗

整骨八法（见189、190页）。

尺桡骨双骨折的整复，依骨折的部位及移位情况的不同，而分别选用八法中的一法或者多法合并运用，如能熟练掌握之，那么在多数的情况下都能得心应手。具体情况介绍如下：

1. 儿童青枝型骨折，在助手稍作对抗牵引下，以扳正手法，纠正成角畸形，然后以硬纸壳或小夹板予以固定3周。

2. 无移位骨折，以前臂小夹板固定4~6周，屈肘90度，前臂置于正中位，定期门诊复查（图187）。医患如能密切配合一般均能收到满意效果。

3. 移位骨折，应在臂丛麻醉下，运用八法予以整复，然后以小夹板固定。注意，必须使用分骨垫和压力垫，否则，麻醉过后由于肌肉的牵拉与收缩，很难保持复位后的对线和对位。

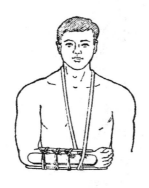
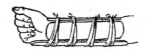

图 187   小夹板固定法

中药应用

其内、外用药，也是按照骨折三期分治法施行，即早期以活血化瘀、行气止痛为主；2 周后应以和营续骨为法，如和营续骨合剂（附方 78）等；后期则根据辨证论治原则施药，气血不足者，以八珍汤为代表方，肝肾阴虚者则用六味地黄汤等。

注意事项

1. 前臂在中立位时，两骨间距离最大，骨干中部最宽，大约为 1.5 ~ 2 厘米，骨间膜处于紧张状态。此时，尺、桡两骨就像帆布担架的两根直棍一样，相当稳定。故夹板固定时，应原则上屈肘 90 度，前臂取中立位。

2. 对有移位的前臂双骨折（图 188），前臂处于旋前或者旋后的位置，骨间隙变窄，骨间膜松弛，故分骨手法是整复前臂骨折的首选手法，其目的是尽可能恢复骨间膜的紧张度，为进一步整复骨折打下良好基础。

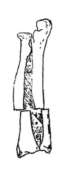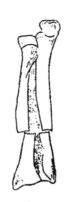

图 188　有移位的前臂双骨折

分骨前，骨折近断端之间距离较远，远断端之间距离较近，不易复位。

分骨后，骨折远、近端距离相等，容易复位。

3. 整复骨折时，应先对合横形的比较稳定的骨断端，并以此为支点，再对合另一骨断端。

4. 尺桡骨上 1/3 移位骨折，如复位后不稳定，或发生再移位，就不必强求保守疗法，建议手术处理。

5. 在小夹板固定过程中，可以上下左右稍作移动，但绝不可作前臂的旋前或旋后活动，否则很难保持复位后的位置。

6. 小儿尺桡骨骨折，注意关键在于对线，至于对位，有 1/2 甚至重叠 0.5 厘米左右，也无大碍，此点应向家长说清楚，以免引起误解。

7. 小夹板固定，松紧度应适中，不可过紧或过松，一般以扎带上下能被动移动 1 厘米为标准。作者多年前，曾见洞头县一儿童，前臂双骨折，由于当地医生包扎过紧，导致缺血性坏死。此等惨痛教训，应引起临床医生的高度重视。

典型病例

例1. 陈某，男，8 岁，2011 年 8 月 18 日初诊。跌倒，致左前臂肿痛、外观畸形 2 小时。经门诊 X 光摄片，提示左尺桡骨中 1/3 青枝型骨折。在助手两人稍作对抗牵引下，术者以扳正手法整复之。术后摄片复查，对位对线均良好。予以硬纸壳固定之。1 周后随访，位置如前；2 周后随访，已有骨痂生长；3 周后去除固定，以中药四肢洗方（附方 13）熏洗之，并嘱其进行适度的功能锻炼。

例2. 李某，男，38 岁，2010 年 8 月 9 日初诊。当日上午 8 时许，从 1 米高处跌下，右手撑地，导致右前臂疼痛肿胀，功能障碍。经 X 线摄片，提示右尺桡骨中 1/3 横断型骨折，尺骨对位、对线基本满意，而桡骨骨断端移位较明显，仅对位 1/4，对线尚可。在臂丛麻醉下，令助手二人作对抗牵引，然后以捺正手法、分骨手法等予以整复。术后摄片复查，尺骨位置颇佳，桡骨对线可，对位 1/2 左右。术后置分骨垫和压力垫，以小夹板固定于中立位。

此后，每隔 2～3 天嘱其来院门诊检查一次，调整小夹板的位置及松紧度。1 周后复查，双骨折对位、对线如复位后模样，未见移位，肿胀有一定程度的减轻。2 周后随访，经再次摄片检查，骨折位置仍属稳定。中药改用和营续骨合剂内服。嘱其继续固定 2 周。4 周后随访，肿胀已基本消退，外观无畸形。摄片复查位置如前，并已有少量骨痂生长，考虑到患者精神欠佳，胃纳较差，予以香砂六君子汤内服收功。

例3. 吴某，男，27 岁。1998 年 8 月 10 日初诊。1 小时前骑自行车跌倒，致左前臂明显肿胀、功能障碍。经 X 线摄片，见尺桡骨上 1/3 骨折，对位对线均差，即收入院。在臂丛麻醉下，运用中医伤科整骨八法予以整复，术后摄片位置基本满意，第 3 天透视复查，骨折再次移位。考虑到前臂上 1/3 骨折，由于肌肉牵拉作用，整复后难以保持稳定。经向患者及其家属说明后，转骨科病房手术处理。

科利斯骨折

在桡骨下端 2 ~ 3 厘米范围内发生的远端向背侧、桡侧移位的骨折，临床上谓之科利斯（Colles）骨折。其发病机理，系由于当前臂处于旋前位、腕关节处于背伸位跌到着地时，身体压力经前臂与地面经手掌上冲之力搏击于桡骨下端而发生。又因该处为松质骨结构，一旦损伤易引起骨折，故为临床所常见。

正常的桡骨下端关节面向掌侧倾斜 10 度 ~ 15 度，向尺侧倾斜 20 度 ~ 25 度，桡骨茎突较尺骨茎突长 1 ~ 1.5 厘米。这些正常的解剖关系，在骨折后常遭受破坏，在整复时应尽可能予以矫正，否则将会遗留一定程度的腕关节功能障碍（图 189）。

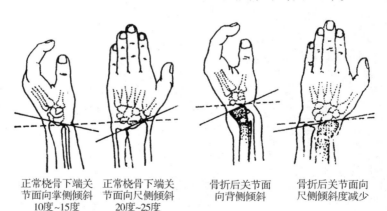

正常桡骨下端关 　正常桡骨下端关 　骨折后关节面 　骨折后关节面向
节面向掌侧倾斜 　节面向尺侧倾斜 　向背侧倾斜 　　尺侧倾斜度减少
10度~15度 　　20度~25度

图 189　桡腕关节解剖关系

诊断要点

1. 有典型的外伤史。

2. 受伤后桡骨远端 2～3 厘米范围内出现不同程度的肿胀。

3. 局部压痛明显。

4. 腕关节功能有不同程度
的障碍。

5. 典型的科利斯骨折，可
见桡骨远端呈餐叉样畸形（图
190）。

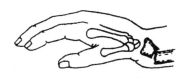

图 190　科利斯骨折侧面观，
呈餐叉样畸形

6. 腕关节正侧位摄片，可提示骨折的类型及移位之情况。

手法治疗

牵引按压法

对移位的科利斯骨折，先用 1% 普鲁卡因 3～5 毫升，注入骨
折部位（术前须作皮试），经 10 分钟后即开始复位操作。

令助手甲双手握住患侧前臂近端，助手乙以双手握住患者手
掌部，先作持续性、对抗性牵引 2～3 分钟。然后术者站在患侧，
在维持牵引状况下，先将腕关节作被动的顺时针及逆时针各转动
3～5 下，接着一手固定前臂尺侧中下 1/3 部位，另一手用大鱼际
抵住骨折远断端，以恰当的力量将骨折远断端向掌侧与尺侧挤
压，即可达到满意的复位。术后应摄片复查，以明确骨折是否正
确复位。

术毕用小夹板将腕关节固定于掌屈和尺侧倾斜位（图191）。

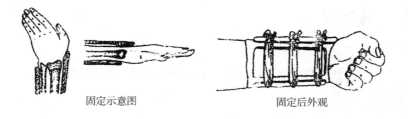

固定示意图　　　　　　　　　固定后外观

图 191　　纸压垫放置和木板固定法

中药应用

吾师魏指薪教授对科利斯骨折的治疗频有经验。除运用手法整复、小夹板固定外，还主张内外用药。认为合理使用中药有消肿、镇痛和长骨作用，可加速骨折愈合。早期使用四物止痛汤（附方18）。疼痛较剧者，加参三七；夜寐不安者，加炒枣仁；肿胀严重者，加三棱、莪术。7～10天后，局部肿痛已有较明显的改善，以和营续骨为法，和营续骨合剂（附方78）主之，外用断骨丹（附方20）或碎骨丹（附方90）。碎骨丹系魏氏秘方，除有较好的长骨作用外，其特点是镇痛效果显著。3周左右，骨折已基本达到愈合，但患肢仍有轻度肿胀和不同程度的腕关节功能障碍，此时用药的总原则是扶正祛邪。如八珍汤（附方34）、六味地黄汤（附方30）、香砂六君子汤（附方95）、温胆汤（附方3）等，皆可根据病情合理使用。此外，用魏氏创制之四肢洗方（附方13）煎汤熏洗，具有良好的活血通络、祛风镇痛功效，应用于骨折后期，对改善功能有较大的帮助。

注意事项

1. 科利斯骨折经复位后，应外敷断骨丹，并用小夹板将腕关节固定于掌屈和尺侧倾斜位。

2. 对无移位的骨折，通常不需要整复。但必须在牵引姿势下将腕关节被动顺时针及逆时针转动数下，以纠正中医所谓的"筋骨错位"。实践证明，该手法的运用与否，对后期腕关节功能的恢复颇具影响。固定方法如前所述。

3. 科利斯骨折应与下列骨折相鉴别：

（1）若损伤后桡骨远断向掌侧移位时，临床上称其为史密斯骨折（Smith）。患者跌倒时，以手背触地，腕关节急骤掌屈所致，其整复手法与科利斯骨折相反。术后将腕关节固定于背伸及尺侧倾斜位。

（2）桡骨下端骨骺分离，是青少年最常见的骨骺损伤，发生之年龄在18岁以内，发病机理与成人的科利斯骨折相同。其特点是：桡骨的远端骨骺向背侧移位的同时，往往伴有干骺端的一小块三角形骨片撕脱。处理同科利斯骨折。

（3）桡骨远端背侧缘骨折，有时骨折块连同腕关节向背侧脱位，谓之巴尔通（Barton）骨折。在牵引下向掌侧按压，即能复位。术后应固定腕关节于掌屈位。如果桡骨远端掌侧缘骨折，骨折块随同腕关节向掌侧脱位，称为反巴尔通骨折。其发生机理、复位手法以及固定位置均与巴尔通骨折相反。

4. 在治疗过程中，应注意功能锻炼，早期除嘱其抬高患肢外，同时应经常进行自主的握掌和伸指活动，以促使静脉回流，有利于肿胀之消退。2周后，骨折处已基本趋于稳定状态，应鼓励患者在弯腰姿势下，将健侧之前臂托住患肢，手掌握住患侧肘关节，作不定时的肩关节旋转活动，以防肩关节粘连的发生。科利斯等骨折最常见的并发症是肩关节粘连症，一旦出现，治疗起来颇麻烦。如能在早、中期进行积极的、适度的功能锻炼，对防止此症的出现大有裨益，不可等闲视之。但值得注意的是，在早、中期锻炼过程中，切不可将前臂作旋前和旋后活动，否则有引发骨折移位之可能。3 周后，骨折已基本愈合，此时应解除一切外固定，积极进行腕关节的背伸、屈曲和旋转活动；前臂的旋前和旋后锻炼；肩关节的前举、外展、内收及内旋操练。如配以四肢洗方（附方 13）热敷，则更相得益彰。

典型病例

例 1. 王某，女，70 岁。1999 年 5 月 25 日初诊。

主诉：行走时不慎跌到，致左手腕肿痛、活动不利已 3 小时。检查：左桡骨远端呈餐叉样畸形，局部肿胀，压痛明显。腕关节正位摄片提示科利斯骨折，桡骨远断端向背侧和桡侧移位。经手法整复后，骨折对位对线良好。乃外敷断骨丹（附方 20），用小夹板将腕关节固定于掌屈和尺侧倾斜位。内服四物止痛汤（附方 18），嘱其每 2～3 天来院一次调整夹板。10 天后复查，骨折位置良好。改用碎骨丹（附方 90）外敷，内服和营续骨合剂（附方 78），3 周拆除外固定，改用四肢洗方（附方 13）热敷，6 周后随访，腕部疼痛基本消失，功能恢复正常。

例 2. 李某，女，60 岁。1990 年 3 月 5 日初诊。

主诉：骑自行车跌倒，致左手腕肿痛已 6 小时。患者于今晨骑自行车与人相撞跌倒，右手腕撑地受伤，致右腕肿痛，活动困难。检查：右手腕明显肿胀，桡骨远端外观呈餐叉样畸形，压痛明显。经摄片提示科利斯骨折（移位）。在局部麻醉下，予以牵引按压法后再次摄片，骨的位置恢复正常。经中药外敷、内服以及小夹板固定，治疗 3 周，肿胀基本消失，唯腕关节活动功能尚有轻度障碍，外以四肢洗方（附方 13）热敷，并嘱其进行功能锻炼。6 周后随访，腕关节功能恢复正常，疼痛消失。

腕舟状骨骨折

腕骨共有八块，即舟状骨、月骨、三角骨、腕豆骨、大多角骨、小多角骨、头状骨、钩骨。其中舟状骨位于近排腕骨之桡侧，是 8 块腕骨中最容易发生骨折的一块。由于跌倒时，腕背屈，掌心着地，手下部向桡侧偏斜，舟状骨被挤压于头状骨与桡骨下端之间而导致骨折。

按骨折部位，临床上将舟状骨骨折分为三型（图 192）：

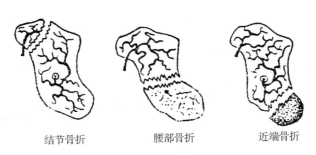

结节骨折　　　　　腰部骨折　　　　　近端骨折

图 192　舟状骨骨折类型

1. 舟状骨结节骨折：近断端与远断端片均有丰富的血液供应，骨折愈合较快，不会发生缺血性坏死。

2. 腰部骨折：该处骨折约占舟骨骨折的 80%，远断端骨片血液供应丰富，而近断端骨片血液供应部分或大部分被破坏，因而骨折愈合缓慢，有可能发生缺血性坏死。

3. 近端骨折：远断端骨片血液供应良好，而近断端骨片血液供应大部分丧失，故发生缺血性坏死的可能性较大。

诊断要点

1. 有间接暴力损伤史。

2. 腕部疼痛，鼻烟窝处肿胀并有明显压痛，在腕部掌面舟状骨结节部位也有压痛。

3. 叩击第一、第二掌骨头时，疼痛加重。

4. X 线正、斜位摄片，可发现舟状骨有裂缝。但由于骨折线很细，早期往往难以发现；2 周后，因骨折处断端之间逐渐吸收，骨折间隙增宽，故而在 X 线摄片上容易显示出来。此点必须引起注意。凡临床上疑有舟状骨骨折而一时难以下结论时，应先按骨折予以处理，2 周后再摄片复查，以明确诊断。

手法治疗

扳按法

大多数舟状骨骨折，通常无明显移位，不必手法整复，仅上一前臂石膏或用小夹板固定腕关节于背伸位即可。

倘若舟状骨斜形骨折，且见裂缝较明显者，宜运用扳按法。术者一手握住患者手指及手背，另一手拇指压住鼻咽窝部位，如见近断端骨片之斜面朝向桡侧，则将其手腕扳向尺侧，使之向尺侧倾斜；反之，若近断端骨片之斜面朝向尺侧，则将腕部扳向桡侧倾斜。术后在上述位置以前臂石膏或用小夹板固定之。石膏范围从臂前上1/3 到掌骨头，拇指至指间关节固定于功能位，即握杯状：腕背伸约 30

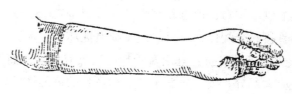

图 193 腕舟状骨骨折石膏固定

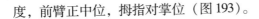

度，前臂正中位，拇指对掌位（图193）。

中药应用

按骨折三期分治法原则用药。骨折后期，如发现骨折愈合缓慢，或有不愈合的征象者，应内服充髓养血汤（附方101），此方为上海香山中医院伤科吴云定主任之经验方，经本人临床应用，确有较好的效果。

注意事项

1. 假如发现舟状骨骨折有明显移位者，应当想到有月骨脱位同时存在之可能，临床上称为"经舟骨月骨周围脱位"。该症少见，缺乏临床经验的医生，往往不易识别而造成漏诊。其临床表现为月骨向掌侧移位，直至屈肌腱之下，在腕部掌面正中部位可扪及该骨。X线摄片中，正常月骨呈半月形，缺口向上，头状骨适在缺口中；如月骨脱位，则失去其正常解剖关系。处理方面，宜先牵引并过伸腕关节，医者用双手拇指按压月骨，逐渐掌屈而复位。复位后，舟状骨之移位亦随之纠正。

2. 舟状骨若有不连接时，应按下列情形分别加以处理：

两骨片在X线摄片中无坏死现象者，可继续固定，将腕部置于桡侧或尺侧倾斜位置固定，直至连接为止。

骨片坏死，但无骨关节炎征象者，可考虑手术切除坏死之骨片，但结果往往不甚满意。有时也可考虑作桡骨茎突切除术。

骨片坏死，而伴有骨关节炎征象者，宜行腕关节融合术。

3. 著名骨伤专家段胜如对此症颇有研究。他运用生物力学原理，根据骨折线的走向，采用桡侧倾斜或尺侧倾斜的固定法。这样做的结果是，握拳锻炼时，使前臂肌肉收缩所产生的剪力变为压力，或使剪力大大减小，从而加速骨折的愈合。作者将此方法应用于舟状骨骨折延迟愈合者，取得了较满意的效果。

4. 著名骨伤科专家李国衡教授，用纯中医的办法，治疗舟状骨骨折，效果良好。其方法是，首先用理顺筋骨法（见36～38页图46～图51），随后用魏指薪教授的祖传秘方——碎骨丹外敷（附方90），最后以小夹板一块，将腕关节固定于背伸位。此法简单，易于操作，值得学习。

典型病例

例1. 吴某，男，28岁，1998年3月18日初诊，左手腕外伤3小时许。检查：左腕关节轻度肿胀，以鼻烟窝处为著，且该处压痛颇甚，舟状骨结节部位压痛亦剧，但摄片骨与关节无异常。按舟状骨骨折处理，给予固定。两周后拆除石膏摄片复查，见舟状骨腰部骨裂，继续固定。6周后，摄片对照，骨折线模糊，鼻咽窝压痛亦明显减轻。予以中药四肢洗方热敷（附方13），并嘱其进行功能锻炼以善其后。

例2. 何某，男，29岁，2001年8月17日初诊。约从3米高处不慎跌下，致左手腕肿痛，活动障碍1小时。摄片提示舟状骨骨折，明显移位，月骨向掌侧脱位。拟诊为"经舟骨月骨周围脱位"。予以过伸过屈推顶法（见月骨脱位），整复月骨脱位，舟状骨移位亦随之纠正，术后以前臂石膏托掌屈位固定之。6周后摄片复查，月骨位置正常无坏死迹象，舟状骨骨折线模糊，达到临床愈合标准。

股骨粗隆间骨折

股骨粗隆间骨折，系指股骨颈基底部至小粗隆水平以上部位所发生的骨折。老年人骨质疏松，跌倒时臀部着地，或因股骨急骤过度外展或内收，都有可能引起。由于该部位血液循环丰富，故骨折后都能愈合，其预后远较股骨颈骨折为佳。

一般都按骨折线的走行方向分为稳定型和不稳定型骨折。骨折线的方向有两种：一种是由大粗隆斜向内下方，至小粗隆上部，为稳定型骨折；一种是由大粗隆下方，斜向内上方至小粗隆上部，为不稳定型骨折（附图194）。

股骨颈与股骨干之间形成颈干角，通常在 127 度 ~ 135 度。若大于 135 度，则为髋外翻；小于 127 度则为髋内翻（附图195），两者均能影响肢体功能，在治疗过程中应予以密切注意。

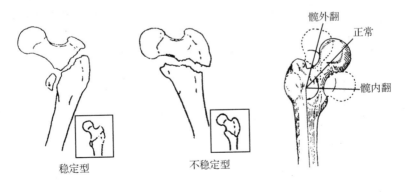

图 194 股骨粗隆间骨折   图 195 颈干角示意图

诊断要点

1. 跌倒时有臀部着地史。

2. 大粗隆部位肿胀，或有皮下瘀斑，局部压痛明显，叩击痛阳性。

3. 患者下肢外旋畸形，可达 90 度。

4. 骨盆 X 线平片可明确诊断，

手法治疗

牵引内旋法

患者仰卧位。助手双手按住骨盆，使之固定不动，术者双手握住踝关节部位，用力持续牵引 3～5 分钟，继而使髋关节内旋，即可达到较满意的复位。

中药应用

按骨折三期分治法用药，多数有效。但作者注意到，有些粗隆间骨折早期患者，舌质干红，脉象细数，阴虚之象显露，在用药方面除活血外，尚应注意养阴。

注意事项

1. 粗隆间骨折，一般不需要手术治疗。通过牵引疗法，绝大多数疗效满意。

2. 对无移位的骨折，或有轻度移位的骨折，用大腿皮肤牵引即行。但要注意：

（1）牵引重量 3～4 千克。

（2）下肢置于 30 度左右外展位。

（3）下肢内、外侧各置长沙袋一只予以固定，以防外旋畸形。

（4）腘窝部应置一小枕头，保持膝关节屈曲 10 度～15 度功能位。

（5）加强护理，臀部要经常热敷，热天要搽痱子粉，以防褥疮发生。

（6）鼓励患者咳嗽，尽量把痰吐出来，防止坠积性肺炎的发生。

（7）如长期卧床不舒服，可取半卧位。

（8）牵引总时间为 6～8 周。

3. 对有移位的粗隆间骨折，应作胫骨结节骨牵引，置于勃郎架上，牵引重量成人以 5～7 千克为准。

典型病例

例 1. 林某，58 岁。1985 年 3 月 18 日初诊。

主诉：于一天前去游山观光，不慎跌倒，臀部着地，引起左臀部剧痛，不能行走。经摄片检查提示左股骨粗隆间骨折。因系友人，故出诊至其家进行手法整复，并作大腿皮肤牵引，定期随访。6 周后拆除牵引，用下肢损伤洗方（附方 89）热敷。内服加味地黄汤（附方 63）。3 个月后可扶杖行走，至今行动如常。

例 2. 廖某，女，68 岁，1998 年 10 月 15 日初诊。

主诉：于今日上午行走时，不慎跌倒，臀部着地，致左臀疼痛，无法行动。至某医院摄片检查，提示左股骨粗隆间骨折、移位伴有小粗隆撕脱骨折。医院曾动员其手术内固定，家属考虑到患者年龄较大，加之平时有高血压病史，因而予以拒绝。通过朋友请作者出诊，经牵引内旋法后，两下肢等长，外旋畸形纠正，乃给予大腿皮肤牵引，并详告其注意事项。6 周后拆除牵引，嘱其用下肢损伤洗方（附方 89）热敷，并进行股四头肌操练。3 个月后随访，已可扶杖行走。

股骨干骨折

股骨是人体最长的管状骨，骨干向前、外略呈弧形，中 1/3 处前弯度较明显，此弧线有利于股四头肌发挥其伸膝作用，整复骨折时，应尽可能保持此弧线。

股骨干骨折系指股骨小粗隆以下至髁上部位的骨折。男多于女，10 岁以下儿童约占 50%。

股骨干前面为股四头肌，后面为股二头肌、半腱肌及半膜肌，内侧面由内收肌群组成，在股骨干周围，伸、屈肌群互相拮抗以保持平衡，但没有足以与内收肌群相对抗的外展肌群。因此，股骨骨折复位后，常有向外成角倾向，应予注意。

其移位情况，依骨折部位不同而有所差异：上 1/3 骨折时，近断端受臀中肌、髂腰肌等的牵拉而屈曲、外展移位；远断端受内收肌群牵拉而向上、向内移位。中 1/3 骨折时，骨折断端除有重叠畸形外，其移位依暴力方向而异。当两断端无重叠时，远断端受内收肌的牵拉而引起向外成角畸形。股骨下 1/3 骨折时，近断端移位不大，远断端因受腓肠肌的牵拉而向后移位（图196）。

诊断要点

1. 直接或间接暴力损伤史。
2. 大腿明显肿胀，疼痛颇剧，压痛明显。
3. 外观畸形。
4. 假关节及骨擦音扪及。
5. X 线摄片可明确骨折之部位及其移位情况。

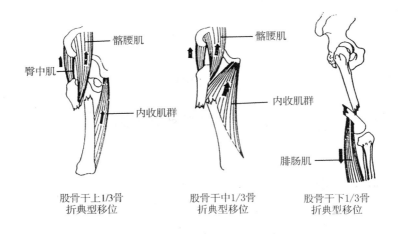

股骨干上1/3骨
折典型移位

股骨干中1/3骨
折典型移位

股骨干下1/3骨
折典型移位

图 196　股骨干骨折移位情况

手法治疗

拔伸、扳正法

1. 对成人或 10 岁以上的儿童之股骨骨折，首先应在腰麻或静脉麻醉下，使软组织充分松弛，然后令助手两人对抗牵引，术者运用拔伸、扳正等手法予以整复，术后以小夹板固定。与此同时，必须将患肢置于勃郎架上进行骨牵引（胫骨结节或股骨下端），效果较满意（图 197）。

2. 4 岁以下儿童，不论何种类型的股骨骨折，均可采用患垂牵引疗法（Bryant）（图 198）。牵引重量，以恰使臀部离开床面为度。

3. 4 ~ 10 岁儿童，将下肢置于托马斯（Thomas）架上进行大腿皮肤牵引，重量约为体重的 1/7 ~ 1/8（图 199）。

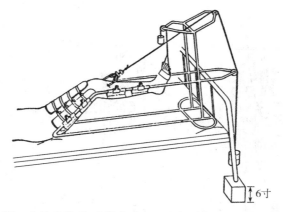

图 197　应用屈髋 40 度骨牵引与小夹板治疗成人股骨干骨折

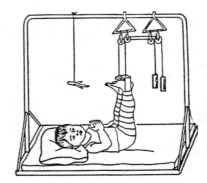

图 198　儿童股骨干骨折皮肤牵引法

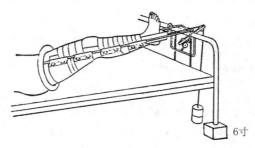

图 199　托马架大腿皮肤牵引

中药应用

股骨骨折，早期肿胀明显，失血量较多，容易导致休克。因此，在用药上除了活血化瘀、理气止痛之外，尚应适当加入益气之品，如西洋参、党参、黄芪之属。至于中、后期的用药，基本上与其他骨折类同，不再重复。

注意事项

1. 股骨骨折，损伤程度严重，其失血量可高达 1000～2000 毫升。急诊时，首先要用长托板置于大腿后方，作临时固定，同时应该密切观察患者的全身状况。如见伤员面色苍白，肤冷汗出，血压下降，脉搏加快等现象，则表明其人已处于休克状态，应及时予以给氧、输液或输血，待休克状态纠正后，再考虑骨折的检查及随后的处理。

作者于多年前曾遇到一例成人股骨骨折，急诊时医生对其全身状况未加详察，即嘱其家属速抬去拍片，结果在搬运的路上突然出现严重休克，虽经抢救，最终还是死亡。

2. 股骨下 1/3 骨折时，远断端骨片因受到腓肠肌的牵拉，而向后屈曲，有可能压迫或损伤腘动、静脉及坐骨神经，必须注意检查。

3. 儿童股骨骨折，要求有良好的对线，但不强求对位，即使有时骨断端之间互相重叠 1～2 厘米，只要对线良好，也不会遗留后遗症。对此观点，有时家长很难接受，应耐心解释并举例说明。多年前，李国衡教授曾告诉我一案例。一男性儿童，左股骨中 1/3 骨折，对位、对线均佳。乃以小夹板加长托板外侧固定之。1 个月后摄片复查，骨折位置仍保持原位不变，并已有多量的骨痂生长。医、患皆大欢喜。及至成年后，发现双下肢长短不对称，左下肢较右下肢长 2～3 厘米，为此，患者家属深感不安。经腰椎正侧位摄片、骨盆平片等检查，均无异常发现。后请著名骨科专家叶衍庆教授会诊。叶教授指出，儿童骨骼具有较强的生长能力，成骨细胞的增值能力很活跃，由于骨折的刺激，使上述功能进一步加强，因此出现伤侧下肢增长现象。建议将正常下肢的脚部所穿的皮鞋鞋底垫高 2～3 厘米，以求取得整体的平衡。后来，作者在临证过程中，也发现类似上述的例子二例。由此可见，对儿童的股骨骨折，不必强求对位如何，只要对线较满意就可以了。

4. 股骨上 1/3 骨折，由于肌肉牵拉的影响，即使在麻醉下达到满意复位，术后在固定中很容易发生再移位。有鉴于此，目前多数专家均主张切开复位，髓内钉固定（图 200）。

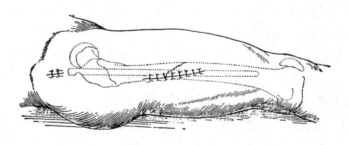

图 200　髓内钉固定

5. 在大腿皮肤或骨牵引过程中，应注意：①上、中 1/3 骨折牵引时应使伤侧下股保持外展 30 度屈髋位，以使远断端骨片与近断端骨片正确对位。②经常测量双下肢长度，在对称的位置下，与健侧下肢作比较，其长度以与健侧下肢等长为宜，儿童即使缩短 1～2 厘米也无大碍。

典型病例

例1. 刁某，男，48 岁，1996 年 9 月 20 日初诊。右股骨中1/3 斜形骨折 3 天，曾经某骨科医生诊治，建议作切开整复，钢板螺丝钉内固定。因对手术疗法有顾忌，特要求本人进行保守疗法。将大腿置于布朗架上，进行胫骨结节骨牵引，同时配合小夹板外固定。开始重量为 7 千克，24 小时后，床边摄片检查，见骨折对位、对线良好。继续牵引 4 周，再次摄片，骨折对位对线如前，乃将重量改为 5 千克作维持牵引。8 周后拆除骨牵引，单用小夹板固定，出院疗养。半年后随访，已能缓慢行走，二下肢等长，膝关节伸屈功能正常。

例2. 娄某，男，8 岁，2001 年 9 月 20 日初诊。2 小时前约从 3 米高处跌下，致右大腿下端肿痛，不能行走。摄片提示右股骨下 1/3 横断骨折，远断端向后方移位约 2/3。在局部麻醉下，令助手二人作对抗牵引 3～5 分钟，术者双手握住大腿下端骨折部位，将远断端推向前方，近断端向后方按压，即达到满意复位。术后，在腘窝部稍上方置一棉垫，大腿石膏托屈曲 15 度固定。1 个月后复查，对位对线均良好，并有较明显的骨痂生长。拆除石膏托，以下肢损伤洗方（附方 89）热敷，并嘱其进行力所能及的功能锻炼。

髌骨骨折

髌骨俗称膝盖骨，系全身骨骼中最大的籽骨。其上缘连接股四头肌肌腱，肌腱在髌骨的两侧形成扩张部，下部连接髌韧带。髌骨内面被软骨所覆盖，直接成为膝关节之一部分。

在膝关节生理运动过程中，髌骨的作用有三：传导并增强股四头肌的作用力；维护膝关节的稳定；保护股骨髁，使其免于直接遭受外力打击。

直接暴力打击则易引起粉碎性骨折；间接暴力则由于跌倒时，膝关节处于屈曲位，股四头肌强力收缩而致横断骨折。

髌骨骨折有三种类型，即髌骨骨裂、髌骨横形骨折、髌骨粉碎性骨折（图201）。

诊断要点

1. 有直接或间接暴力损伤史。
2. 局部肿胀，皮下可见有瘀斑。
3. 局部压痛明显，可扪及骨擦音。
4. X线正侧轴位摄片，不仅对髌骨骨折的诊断有直接帮助，而且为以后治疗方案的选择，提供重要依据。

手法治疗

推挤法

患者仰卧位，术者以双手拇指、食指将髌骨两断端互相推挤，使之对合。术后以抱膝器或股四头带予以固定。此法适用于两骨折块大小相近、断面分离不超过 1 厘米的髌骨骨折（图 202）。

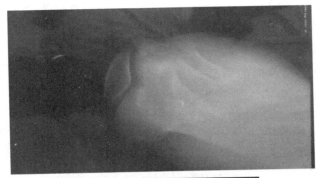

髌骨骨裂

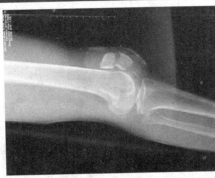

髌骨横形骨折

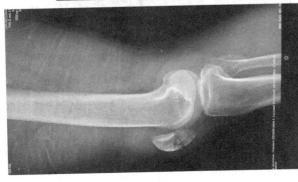

髌骨粉碎性骨折

图 201　髌骨骨折

对无移位的骨裂或粉碎性骨折，可用长托板置于患侧下肢后方，或用大腿石膏托固定4~6周即可。

髌骨横形骨折，若移位超过1厘米者，保守法通常无效，即使勉强施行整复，将来由于关节面的不平整（髌股关节），容易引发创伤性关节炎，同时股四头肌的扩张部断裂，没有及时修补，将会影响股四头肌的肌力，故一般主张手术切开整复钢丝内固定，同时修补股四头肌的扩张部（图203），亦可采用环形缝合法（图204）。

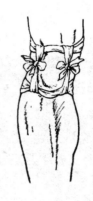

图202　髌骨骨折"井"形绷带固定

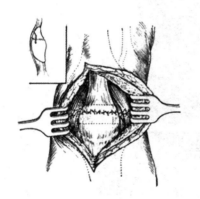

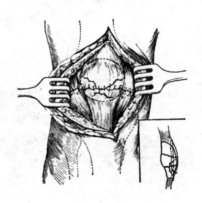

图203　手术切开钢丝内固定　　图204　手术切开环形缝合法

若髌骨骨折时，近端骨折块或远端骨折块很小，不能作钢丝缝合时，可将小的骨折块切除，然后将股四头肌肌腱或髌韧带直接用钢丝缝合于较大的骨折块断面上。

老年人移位明显的髌骨粉碎性骨折，手术缝合困难，宜行髌骨全切除术，将股四头肌肌腱和髌韧带直接缝合。

中药应用

参考其他骨折。

注意事项

1. 髌骨骨折后，若肿胀明显，宜先用 16 号粗针头穿刺抽吸血肿，并以生理盐水进行冲洗，然后再施行整复与固定，如此方能收到较好的效果。否则在固定期间往往疼痛难忍，且会出现张力性水泡致使保守疗法失效。

2. 作者曾遇到几例髌骨骨折患者，移位虽然不明显，但疼痛颇剧，经检查发现同时伴有髌上滑囊血肿存在，运用手法（57 页图 73、图 74）整复后，滑囊血肿即刻消失，且疼痛也随之减轻。但应注意，在手法操作时，可以过伸膝关节，屈膝时以扪及手下有血肿消散感为度，以免加重骨折移位。此是个人实践经验，可供参考。

3. 无论保守疗法还是切开整复，一周后，即应开始股四头肌操练，6 周后拆除外固定，以下肢损伤洗方（附方 89）热敷，以奏活血通经之目的，并逐渐加大膝关节的屈、伸活动，有利于功能恢复。

4. 作者曾遇到二例髌骨陈旧性骨折不愈合病人，一例骨断端之间分离约 5 厘米，另一例分离约 7 厘米，均能自由行走，看不出有明显的跛行步态，唯自觉患侧下肢力量稍差而已。检查其膝关节活动正常，无明显捻发音扪及，股四头肌轻度萎缩。说明髌骨骨折即使不愈合，但由于骨断端之间有纤维组织和疤痕组织的连接，后期仍有可能保持较好的功能。

典型病例

例 1. 邻居王某，男，45 岁，1997 年 8 月 25 日初诊。于一天前骑自行车不慎跌倒，致左膝肿痛，不能步履，即去邻近医院就诊。经摄片提示髌骨横形骨折，骨断面分离约 1 厘米，予以大腿石膏托固定，回家疗养。因疼痛颇剧而致彻夜不眠，翌晨即邀本人出诊。去除石膏托检查，见髌骨区虽有肿胀，但不甚明显，唯髌上滑囊区半月形肿胀较甚，按之有波动感。征得患者本人及家属同意，随即施以过伸屈膝轻手法，术毕髌上滑囊区血肿消失，约过 10 分钟自觉疼痛明显减轻。仍以原石膏托固定，嘱家属抬去拍片复查，结果骨断端之间分离状态与初诊时相仿，并无出现严重移位现象。

例 2. 陈某，女，68 岁，1997 年 8 月 5 日初诊。跌倒致右膝肿痛，不能行走 2 小时许。检查：右膝肿胀，皮下见有瘀斑，双手摸触髌骨时，扪及骨擦音。摄片显示，右髌骨横断骨折，两断端之间分离 1 厘米左右。先用长托板置于患侧下肢后方，包扎固定，外敷散瘀软膏（附方 85），内服加味桃红四物汤（附方 52）。1 周后，局部肿胀明显消退，疼痛也随之减轻，乃改用股四头带包扎固定。摄片复查，骨断端之间距离缩小为 0.5 厘米左右。6 周后拆除固定，再次摄片检查，裂缝模糊，骨已基本达到临床愈合，给予下肢损伤洗方（附方 89）热敷，并教会其进行积极的股四头肌锻炼（58 页图 75）和膝关节的屈、伸活动。

胫骨腓骨骨折

胫骨、腓骨骨折在临床上颇为多见。由于胫骨是人体中最暴露之骨骼，其前内侧只有皮肤以及浅筋膜覆盖，故开放性骨折时有发生。直接暴力多引起横形或粉碎性骨折，间接暴力由于旋转的力量而导致斜形或螺旋形骨折。

腘动脉于胫骨腓骨上端之后分成胫前动脉与胫后动脉，胫前动脉从胫骨腓骨间膜上缘穿越，进入小腿前侧，故胫骨腓骨上1/3骨折时，易损伤血管，或血肿压迫而导致血液循环障碍，出现骨－筋膜室综合征，又称伏克曼（Volkmann）缺血性挛缩，如不及时采取有效治疗措施，有使肢体坏死可能。

腓骨上端骨折，有可能损伤腓总神经，应注意检查并向家属说明，以防止医疗纠纷出现。

胫骨腓骨下1/3骨折，因该处肌肉附着少，血液供应差，易出现骨折延迟愈合。

诊断要点

1. 有直接或间接暴力损伤史。
2. 小腿有不同程度的肿胀，皮下有瘀斑，行动功能损失。
3. 局部压痛明显。
4. 外观可见有一定程度的畸形，或有骨擦音扪及。
5. 胫骨腓骨正侧位摄片可明确骨折类型。

手法治疗

按压提托法或旋转法

对移位的胫骨腓骨骨折，应行手法整复。具体操作如下：助手甲用双手握住大腿下 1/3 部位，助手乙双手固定踝关节稍上方，进行对抗性、持续性牵引 2～3 分钟；术者用双手对骨断端分别进行按压提托法或施以旋转等手

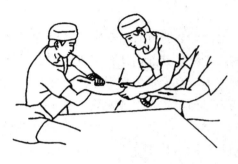

图 205　按压提托法

法，即能达到整复目的（图 205）。以胫骨前嵴基本平整为度，一般均能取得较为满意的效果。

中药应用

其内外用药，亦按骨折三期分期法原则施行：早期以活血化瘀为主，佐以行气止痛；2 周后患肢肿痛逐渐消退，骨折开始修复，但瘀血尚未完全消散，患者本身气血亦因外伤而耗损，治疗重点当以和营续骨为法，6～8 周后，骨折基本达到临床愈合，但仍不够坚实，此时多数患者有腰酸背痛、神疲乏力、头晕目花等症状，属气血不足、肝肾偏亏之候，法当扶正为要。同时应配合下肢损伤洗方（附方 89）热敷，以助功能恢复。

值得指出的是，胫骨腓骨下 1/3 骨折，因该处肌肉附着少，血液供应差，易出现延迟愈合。对此，服用充髓养血汤（附方 101）有较好的效果。

注意事项

1. 对该类骨折的治疗，胫骨是主要的，复位及随后的固定应以胫骨为重点，腓骨是次要的。

2. 稳定型骨折，如青枝骨折、横形骨折、粉碎性骨折、一骨之斜形骨折等，在局部麻醉下手法整复，然后用小夹板或大腿石膏托外固定，即能取得理想效果（图 206）。

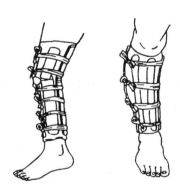

图 206　胫骨腓骨骨折小夹板固定

3. 不稳定型骨折，如斜形或螺旋形骨折，手法整复后往往难以保持正常的对位、对线，应将患肢置于勃郎架上进行跟骨牵引，同时配合小夹板外固定。实践表明，该法有稳中求胜之妙，绝大多数病例均能取得满意的疗效。

4. 近几年来，有些地方盛行切开整复、钢板螺丝钉内固定术。虽然此法能达到满意的解剖对位，但遗留的隐患不少，如延迟愈合、骨不愈合、钢板螺丝钉之间的电解作用而导致感染，甚至有可能形成骨髓炎。作者曾遇到 2 例患者，因并发严重的骨髓炎和骨断端的明显吸收，最后不得已施行截肢术，对此不能不引起我们的高度重视。

5. 两年前，上海某医院推广以施氏钉贯穿骨折两断端，然后用特制的外固定器予以固定。该法虽简便易行，较之前法先进，但由于固定时间较久，加之护理不当等因素，针孔周围的感染现象时有发生。作者近年来曾遇到2例患者，在施用外固定器治疗过程中出现感染现象。1例男性青年在洗澡后出现针孔周围红肿热痛现象，结果只得拔除外固定器而改用大腿石膏固定，开窗换药，并施以抗生素静脉滴注，方转危为安；1例中年患者，在外固定器治疗过程中，出现一处针孔周围皮肤坏死并形成局部骨髓炎，经清创、换药、植皮等较长时间治疗，1年后始告痊愈，造成精神上的负担、肉体上的痛苦和经济上的较大损失。故作者认为，对不稳定型胫腓骨骨折的治疗，其最佳选择，还是以牵引疗法为妥。有人指出，用钢板螺丝钉内固定或用外固定器来治疗此类骨折，可早期下床行走并能缩短骨折愈合时间，作者认为这是经不起实践检验的，有时其效果甚至适得其反。

6. 胫骨腓骨开放性骨折的治疗，传统的、正规的方法应是及早彻底清创，切除污染及坏死组织，使之成为闭合性骨折，然后按骨折类型的不同，分别按前述方法进行处理。

对此类骨折的处理，有学者主张在清创的同时，用钢板螺丝钉内固定，或以外固定器固定，指出这样做有缩短疗程，控制感染等优点。作者不敢赞同。在抗生素极为丰富多彩的今天，虽然其成功率大为提高，但仍有可能出现继发感染、骨折延迟愈合与骨不愈合等隐患。作者40余年的临床经验，体会到最佳治疗方案应是早期及时彻底清创，然后对稳定性骨折施以大腿石膏固定，开窗换药；对不稳定性骨折，则置于勃郎架上进行跟骨牵引，这样做效果颇佳。多年前，一位洞头县渔民，右胫骨腓骨中1/3开放性骨折，创口污染严重。作者先予清创，切除不正常的软组织，开放伤口，然后在勃郎架上进行跟骨牵引。经 2 周左右换药，肿胀明显消退，创口新鲜，肉芽生长，乃予以缝合伤口。6 周后改用小夹板固定。1 年后随访，骨折对位、对线良好，患肢功能完全恢复。

7. 胫骨腓骨中上 1/3 骨折，如在治疗过程中发现患肢肿胀有加重趋势，肤色发绀，感觉麻木，胫后动脉及足背动脉搏动减弱或消失，此属于骨筋膜室综合征，应按急诊处理，迅速切开减压，开放引流，同时在勃郎架上行跟骨牵引。此法效果良好，一般不会出现严重后果。

8. 腓骨上端骨折，有时会损伤腓总神经而出现踝关节背伸功能和拇指背伸功能丧失，此多因血肿压迫或被附近的骨折块压迫所致。真正腓总神经断裂者罕见。通过手法整复骨折或牵引治疗，可望于 2~4 周内恢复正常功能；设或无效，应予手术探查，解除压迫，3 个月左右多能复康。

典型病例

例 1. 王某，男，16 岁，1988 年 7 月 5 日初诊。

主诉：上体育课不慎跌倒，致左小腿肿痛，难以站立 3 小时。检查：左小腿中 1/3 部位肿胀，压痛明显，外观畸形，并有骨擦音扪及。摄片提示，胫骨腓骨中 1/3 横型骨折。即在助手两人牵引下，使用按压法整复。术后摄片复查，胫骨对位 2/3，对线良好，腓骨重叠移位 1 厘米。用胫骨腓骨夹板加压力垫固定，内外用药如前所述。经 6 周治疗，摄片复查位置满意，且骨折处已有较明显的骨痂生长。

例 2. 张某，男，48 岁。1995 年 8 月 28 日初诊。

主诉：扭伤后致右小腿肿胀、疼痛已 3 小时。检查：右小腿中 1/3 部位明显肿胀、压痛，外观畸形。摄片提示，左胫骨腓骨中 1/3 螺旋形骨折（移位）。在牵引下，施以按压、旋转等手法后，复位较满意，即以大腿石膏托外固定。1 周后摄片复查，骨断端复又移位。考虑到外固定难以奏效，乃改用跟骨骨牵引。经 8 周治疗，骨折对位、对线较满意，骨痂生长。

例 3. 金某，男，45 岁。1993 年 3 月 19 日初诊。

主诉：右小腿被机器压伤，皮肤破损，外观畸形已 4 小时。检查：右小腿中 1/3 部皮肤破损，肿胀明显，骨质暴露。摄片提示，胫骨、腓骨中 1/3 粉碎性骨折。予以住院。置于勃郎架上进行跟骨牵引，按时换药，同时用抗生素静脉滴注。经 2 周治疗，肿胀明显消退，创口肉芽新鲜，乃给予缝合创口，仍继续牵引和抗感染治疗。6 周后摄片复查，骨断端对位、对线均属满意，并有小量骨痂生长。去除牵引，改用夹板外固定，3 个月后复查，骨折基本愈合，能下床缓慢行走。

髋关节脱位

髋关节由股骨头和髋臼组成，形态特点是臼深，头呈球形，关节囊坚韧厚实，周围有强大的肌肉覆盖。因此，髋关节既稳定又较灵活，可作屈、伸、收、展、内旋、外旋和环转等各种运动（图207）。

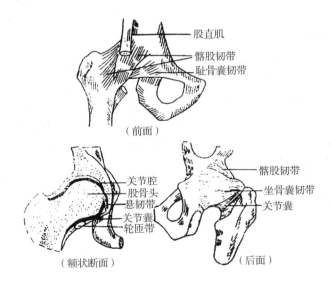

图 207　髋关节解剖图

根据脱位后的股骨头位置，临床上分后脱位、前脱位和中央脱位三种类型，以后脱位为多见（图208）。当股骨头脱位时，常伴有血管损伤，后期易产生股骨头无菌性坏死。

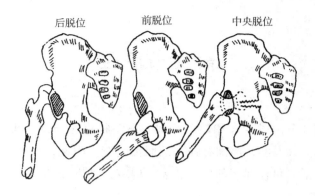

图 208　髋关节脱位的类型

诊断要点

1. 有强大的暴力损伤史。

2. 髋部疼痛、肿胀，关节活动功能严重障碍。

3. 后脱位时，臀部后面高突，髋关节呈屈曲、内收和内旋畸形，患肢缩短，可能合并髋臼骨折或坐骨神经损伤（图 209）。

4. 前脱位时，腹股沟或会阴处高突，髋关节呈外展、外旋畸形（图 210）。

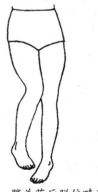

图 209　髋关节后脱位畸形

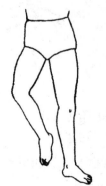

图 210　髋关节前脱位畸形

5. 中央脱位时，髋关节疼痛，肿胀明显，活动严重受限。挤压两侧髂嵴时疼痛加剧，称之为骨盆挤压试验阳性（图211）。脱位严重者，患侧下肢可有缩短畸形。

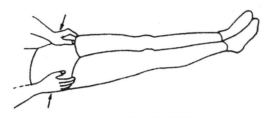

图211　骨盆挤压试验

手法治疗

（一）提拉复位法

适用于后脱位。

患者仰卧位。助手双手分别按住两侧髂嵴以固定骨盆。术者面向患者，骑跨于伤肢，在屈膝和屈髋各90度姿势下，用持续的力量将大腿向上拔拉牵引，即可听到复位的弹响声（图212）。

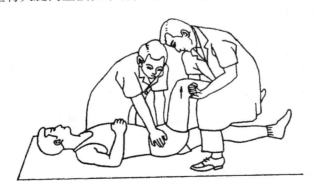

图212　提拉复位法

（二）俯卧拔伸复位法

此法为上海著名伤科专家石筱山先生祖传复位手法，经临床实践证明，对髋关节后脱位行之有效。

患者俯卧位。助手甲双手分别固定两侧腋窝，助手乙握住患侧小腿下端，在持续牵引的同时逐渐外旋髋关节；术者立于患侧，双手重叠推按股骨头向下，即有复位的弹响声发生（图213）。

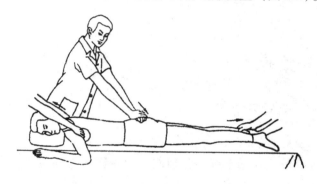

图213　俯卧拔伸复位法

（三）提拉托入复位法

适用于前脱位。

患者仰卧位，助手甲固定骨盆。助手乙一手握小腿远端，另一手用肘窝部套住伤肢腘窝，使髋、膝各屈曲90度，向上牵拉并内旋髋关节。术者立于伤侧，双手握住大腿根部，用力向后外方提托，即可复位（图214）。

（四）足蹬拔伸复位法

适用于前脱位。

患者仰卧位。术者一足抵住坐骨结节及腹股沟部，双手握住

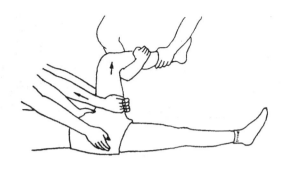

图 214　提拉托入复位法

患侧小腿远端，作对抗性牵引并逐渐内收、内旋髋关节，即有复位的弹响声发生（图 215）。

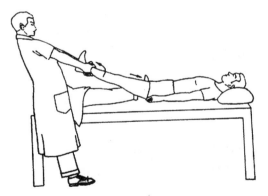

图 215　足蹬拔伸复位法

（五）骨牵引复位法

适用于中央型脱位。

可将伤肢置于勃郎架上，行胫骨结节骨牵引，重量一般为体重的 1/6 或 1/7。应定期摄片复查，如已复位，可适当减轻重量作维持牵引 6 周（图 216）。

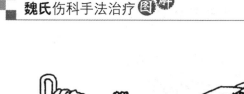

图 216　骨牵引复位法

中药应用

　　髋关节是一个很稳定的关节，只有在强大的暴力作用下才能造成脱位，故其软组织损伤的程度可想而知。早期 1 周内应内服加味桃红四物汤（附方 52）、加味四物止痛汤（附方 26）。中期服和营续骨合剂（附 78）为妥。后期以补气血、益肝肾为法，如加味八珍汤（附方 103）、健步虎潜丸（附方 41）等。同时应以下肢损伤洗方（附方 89）热敷髋关节。经上述中药治疗后，对防止股骨头无菌性坏死的发生有一定的作用。

注意事项

　　1. 作者临床体会，髋关节前、后脱位应在全弛或硬膜外麻醉下进行整复，这不但安全，而且由于软组织松弛而容易复位，作者曾参加一次医疗事故鉴定会，一髋关节后脱位成人患者，在某医院进行手法复位，由于事前没有进行麻醉而强行牵拉，不仅复位没有成功，反而造成股骨颈骨折而处于非常尴尬的局面。作者平生遇到此类病例大约 4～5 例。在医患关系相当紧张的今天，作为医者，一定要谨慎行事，切不可粗心大意，以防意外。

2. 为防止后期发生股骨头无菌性坏死，术后应卧硬板床行大腿皮肤牵引6~8周，以利损伤之关节囊和血管的修复（图217）。3个月内患肢不能负重，以免缺血的股骨头因受压而塌陷。

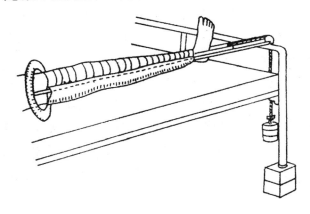

图217 大腿皮肤牵引

3. 陈旧性髋关节脱位，在静脉麻醉下手法整复，也有良效。作者曾遇到4例陈旧性髋关节后脱位患者，时间均超过1个月，运用提拉复位法获得成功。

4. 为促使局部瘀血迅速吸收，早期可内服泽兰叶汤（附方32）。2~3周后，外用四肢洗方（附方13）热敷局部，内服健步虎潜丸（附方41），以利功能恢复。

典型病例

例1. 吴某，男，30岁。住院号：109253。

主诉：被板车柄撞伤致左髋关节剧痛、功能严重障碍已2天。检查：左下肢呈屈曲、内收、内旋畸形，髋关节活动明显受限，左臀后上方有骨性隆起。X线摄片提示左髋关节后脱位。在

无麻醉下，运用提拉复位法成功。术后住院行大腿皮肤牵引6
周。1年后随访，左髋关节功能正常，股骨头未见无菌性坏死。

例2. 郑某，男，25岁。住院号97956。

主诉：从3米高处跌下致右髋疼痛、功能严重障碍已62天。
检查：右下肢呈屈曲、内收、内旋畸形，髋关节活动明显受限。
X线摄片提示右髋关节后脱位。在静脉麻醉下，运用提拉复位法
成功。1年后随访，功能良好，股骨头无坏死。

例3. 徐某，男，45岁。住院号100510。

主诉：左髋关节被板车柄撞伤致剧痛、功能障碍已2天，曾
在某医院摄片，提示左髋关节前脱位。作过多次复位手法未成
功。后转本院伤科病房住院，在腰麻下用足顶拔伸复位法很容易
地复了位。半年后随访，左髋功能良好，股骨头无异常。

颞颌关节脱位

颞颌关节由颞骨的下颌窝和下颌骨的下颌小头组成，其间有软骨盘相隔，关节囊薄弱，周围缺乏丰满的肌肉保护。当强力张嘴时，下颌小头滑向前面，在关节突处成为半脱位状态。此时，如在颏部有一力量撞击之，下颌小头就越过关节突，而形成前脱位。此外，在打呵欠或大笑时，因翼状肌牵拉，亦可导致自行脱位（图218）。

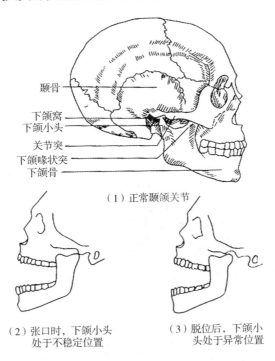

颞骨
下颌窝
下颌小头
关节突
下颌喙状突
下颌骨

（1）正常颞颌关节

（2）张口时，下颌小头处于不稳定位置

（3）脱位后，下颌小头处于异常位置

图218　正常颞颌关节及其脱位后的状态

诊断要点

1. 有不同程度的损伤史。

2. 在正常颞颌关节处可扪及一明显凹陷，在该关节前面的不正常位置可以摸到下颌小头。

3. 双侧颞颌关节脱位时，嘴巴张开不能闭拢，下颌突出，下颌齿列移向上颌齿列前面。

4. 单侧脱位时，下颌倾向健侧，吞物、闭嘴均有困难，唾涎自动流出。

5. X 线摄片有一定意义。

手法治疗

（一）双拇按推复位法

适用于颞颌关节双脱位。

患者正坐位，后枕部紧靠墙壁。术者站在患者前面，双手拇指用消毒纱布保护好，插入口腔内，分别置于两侧最后一个臼齿上，向下、向后方用力按压推送，在嘴外面的其余手指同时抓住颏部并将其抬起，即有复位的弹响声发生（图219）。

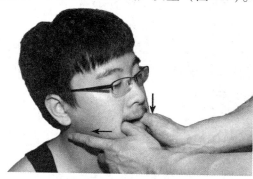

图 219　双拇按推复位法

（二）单拇按推复位法

适用于颞颌关节单脱位。

患者正坐位。术者面对患
者，站在伤侧，一手自头部绕
过，用大鱼际按在健侧耳屏前
方，抱住头部使之固定不动；
另一手拇指用消毒纱布缠好插
入口中，按在患侧最后一个臼
齿上，向下、向后方用力按压
推送，即可复位（图220）。

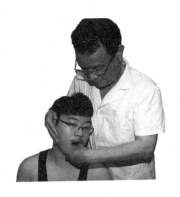

图220　单拇按推复位法

中药应用

中医认为本病的发生，除损伤因素外，尚与气血不足、肝肾
偏亏有关。故对年高体弱和习惯性脱位患者，经手法整复后，主
张内服补肾壮筋汤（附方86）、培补合剂（附方65）、七宝美髯
丹（附方87）、加味地黄汤（附方63）等，从而达到扶正气、壮
筋骨之目的，对防止复发有效。

注意事项

1. 复位后闭口，用小四头带固定下颌
1~2周（图221），以利关节囊修复，防
止日后形成习惯性脱位。

2. 如手法复位发生困难，可先在颞颌
关节处注射1%普鲁卡因溶液5~10毫升，
使嚼肌痉挛解除，随后整复即可成功。

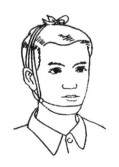

图221　复位后用小四
头带固定下颌

典型病例

例1. 王某，男，48岁，1979年8月26日初诊。

主诉：今晚9时许因打哈欠致嘴巴张开不能闭拢而来急诊。检查：两侧颞颌关节处可扪及一明显凹陷，下颌突出，下颌齿列移向上颌齿列的前面。拟诊为双侧颞颌关节脱位。先后运用双拇按推法2次而复位未能成功。后考虑到可能由于嚼肌痉挛明显之故，建议用热水毛巾热敷局部，并嘱其精神不必过分紧张，约10分钟后再次进行上述手法，即轻易复位，张口闭嘴功能恢复正常，疼痛消失。

例2. 邻居翁某，女，29岁，1989年3月2日晚10时初诊。

主诉：半小时前因打哈欠引起左面颊部疼痛，闭口困难，语言不利。检查：下颌角向右侧倾斜，弹性固定于半张口状，齿缝上下不对称，左颞颌关节处压痛并触及明显凹陷。拟诊为左颞颌关节脱位。予以单拇指按推复位手法2次，后在该关节注射1%普鲁卡因溶液5毫升，约5分钟后，再施以手法整复，即有一弹响声闻及，随后闭口、张口恢复正常，疼痛消失，外观无畸形。

肩关节脱位

肩关节由肱骨头与肩胛骨的关节盂组成（图222）。由于肱骨头大，关节盂相对小而浅，关节囊较松弛，加之活动度大等因素，故易发生脱位。文献报道，肩关节脱位占全身关节脱位的第二位，仅次于肘关节。

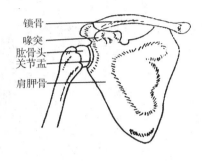

图222　肩关节解剖图

肩关节脱位在临床上分为前脱位和后脱位两大类，而根据前脱位的程度不同又分为喙突下脱位、肩盂下脱位、锁骨下脱位和后脱位（图223）。因肩关节前下方无肌肉遮盖，形成结构上的薄弱环节，故前脱位占绝大多数，后脱位临床上罕见。

诊断要点

1. 有明显的外伤史。

2. 肩关节功能严重障碍。

3. 方肩畸形（图224）。

4. 在腋下，或喙突下，或锁骨下可摸及脱出的肱骨头。

5. 杜加斯（Dugas）征阳性：当患肢手掌置于对侧肩部时，肘关节的内侧不能与胸前壁接触；反之，如肘关节紧贴前胸部，则手掌不能置于对侧肩部（图225）。

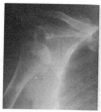
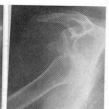

喙突下脱位　　　　　肩盂下脱位

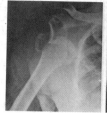
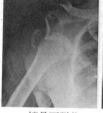

锁骨下脱位　　　　　后脱位

图 223　肩关节脱位

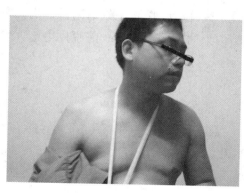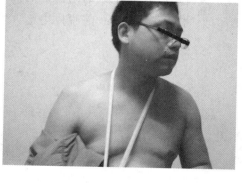

图 224　方肩畸形

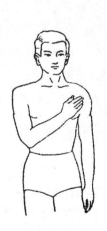

图 225　杜加斯征

6. X 线摄片有助于排除骨折和了解脱位的性质。

手法治疗

（一）坐姿拔伸托入复位法

患者正坐位。助手甲站健侧抱患侧腋下。助手乙握住患侧前臂，在上肢外展、外旋姿势下作持续牵引。术者双手固定患侧肩部，并用手指提托肱骨头，即有复位的弹响声发生（图226）。

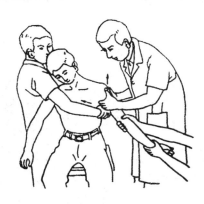

图226　坐姿拔伸托入复位法

（二）卧姿拔伸托入复位法

患者仰卧位。术者双手重叠置于腋下，并用手指抵住肱骨头。助手双手握住前臂远端，在患侧上肢旋后位并外展约30度姿势下，徐徐作持续性对抗牵引2～3分钟，即有复位的弹响声发生（图227）。

（三）仰姿拔伸足顶复位法

患者仰卧位。术者立于患侧，将一足顶住患侧腋窝，双手握住前臂远端，在上肢旋后位并外展约30度姿势下，作对抗性持续性牵引2～3分钟，即有复位的弹响声发生（图228）。

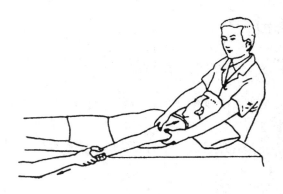

图 227　卧姿拔伸托入复位法

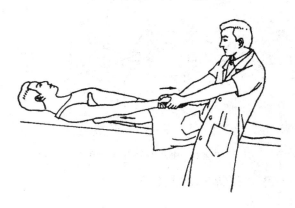

图 228　卧姿拔伸足顶复位法

（四）仰姿棒撬复位法

适用于陈旧性肩关节前脱位。

患者在静脉麻醉下，仰卧于床上。首先被动活动患侧肩关节，使粘连松解。随后，术者手持圆形木棒，置衬垫物顶住腋窝。助手甲立在健侧，用宽布带由患侧腋窝绕过躯干并固定之。助手乙双手扶住前臂，先将患侧上肢在外展、外旋姿势下作持续性牵引 5~10 分钟，然后逐渐内收，即有肱骨头滑入关节盂的复位弹响声发生（图229）。

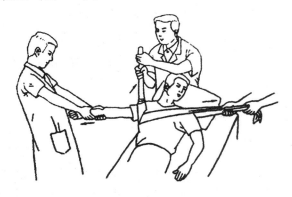

图229 卧姿棒撬复位法

中药应用

早期外敷断骨丹（附方20），内服四物止痛汤（附方18）、泽兰叶汤（附方32），以奏活血化瘀、理气止痛之功。1 周后选用八珍汤（附方34）、六味地黄汤等（附方30）。后期如有肩关节功能障碍，应坚持用四肢洗方（附方13）热敷，每日 2~3 次，每次 15 分钟左右，有利于功能恢复。

注意事项

1. 肩关节脱位经手法整复后，应在患肩内收姿势下，予以颈腕吊带加用胶布围绕躯干固定 3 周（图230），以利关节囊修复。否则有导致再脱位或日后形

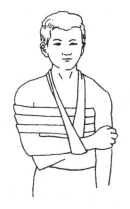

图230 肩关节脱位整复后固定

成习惯性脱位可能。

2. 新鲜肩关节脱位，复位容易，一般不必麻醉。超过三周以上的陈旧性肩关节脱位，则只有在麻醉下使软组织充分松弛，手法操作方能运用自如。

3. 复位手法应轻重适度，切忌粗暴，以防止发生肱骨外科颈骨折。

典型病例

例1. 卢某，男，33 岁。1978 年 11 月 20 日初诊。

主诉：骑自行车跌倒，左上肢外展撑地，致左肩剧痛已 2 小时。检查：左肩呈方肩畸形，功能严重障碍，杜加斯征阳性，腋下扪及脱出之肱骨头。X 线摄片提示盂下脱位。拟诊为左肩关节前脱位——盂下型。嘱患者仰卧，然后在无麻醉下运用卧姿拔伸托入复位法，即很容易地复了位。术后在患肩内收姿势下予以颈腕吊带加用胶布围绕躯干固定 3 周。1 个月后随访，肩关节功能恢复正常。

例2. 蔡某，男，29 岁。1979 年 12 月 14 日初诊。

主诉：右肩外伤后疼痛、功能严重障碍已 25 天。当地县医院 X 片诊断为肩关节前脱位。曾先后进行手法复位 2 次未获成功而转来本院就诊。乃用1% 普鲁卡因 10 毫升直接注入肩关节内作为局部麻醉，然后运用仰姿棒撬复位法进行复位，不到 5 分钟，即有弹响声发生，方肩畸形随之消失。经肩关节正侧位 X 线摄片证实复位成功。术后予以颈腕吊带包扎固定。3 周后复诊，肩关节外形正常，但功能尚有轻度障碍。嘱其用四肢洗方（附方 13）每日 2 次煎汤熏洗肩部，并进行积极的功能锻炼（参见第 23 页肩关节周围炎的功能锻炼方法）。6 周后随访，肩关节功能完全恢复正常。

肘关节后脱位

肘关节由肱骨滑车、尺骨上端半月形切迹、肱骨小头以及桡骨头组成（图231）。其关节的稳定性，多赖肱骨下端与尺骨上端的解剖联系为支柱，以尺、桡侧副韧带和桡骨头的环状韧带为辅助。

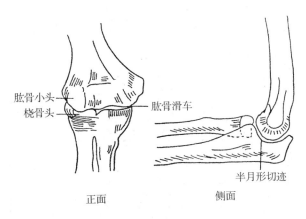

肱骨小头 — 肱骨滑车
桡骨头

半月形切迹

正面　　　　　　　侧面

图 231　肘关节解剖图

肘关节脱位多由间接暴力所致。一般可分为后脱位、侧脱位和前脱位（图232）。临床所见，绝大多数为后脱位或伴有侧向脱位，而前脱位极为罕见。

诊断要点

1. 有外伤史。

2. 患肘剧痛，功能严重障碍，弹性固定于约135度位置。

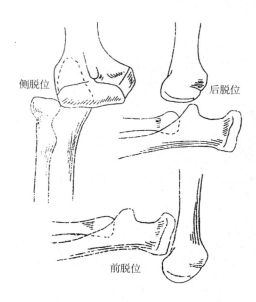

图 232　肘关节脱位类型

3. 肘部外观畸形，肘窝内可触及肱骨下端，后方可触及后突的尺骨鹰嘴。

4. 正常肘关节伸直时，肱骨内、外髁和尺骨鹰嘴同在一条直线上，而当屈肘至 90 度时，三点则成一等腰三角形（图233）。脱位后，则肘后三点骨性标志失常。

5. 若同时伴有侧脱位，还可呈现肘内翻或肘外翻畸形。

6. X 线摄片可断定

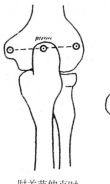
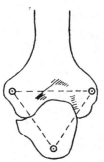

肘关节伸直时　　　屈肘90度时，三点
三点成一线式　　　成一等腰三角形

图 233　肘后正常三点骨折标志

脱位的性质以及有无伴随骨折。

手法治疗

（一）膝顶拔伸复位法

适用于单纯后脱拉。

患者坐位。术者站在伤侧
前面，用膝部顶住患肘关节前
面，一手固定上臂，另一手握
住前臂远端并进行拔伸（图
234），即可复位。

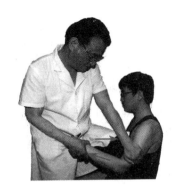

图 234　膝顶拔伸复位法

（二）双人拔伸屈肘复位法

适用于单纯后脱位。

患者坐位。助手固定患侧上臂。术者一手握住患侧手腕，沿
前臂纵轴牵引，另一手握患肘部，用拇指推肱骨下端向后，其余
四指在肘后推尺骨鹰嘴向前（图235），当肘部逐渐屈曲时，即可
听到复位响声。

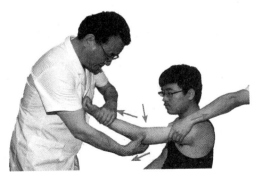

图 235　双人拔伸屈肘复位法

（三）三人拔伸屈肘复位法

适用于后脱位伴有侧向移位。

以后脱位伴有桡侧移位为例。助手甲固定患侧上臂，助手乙握住患侧前臂远端，在前臂旋后位姿势下相互作对抗牵引。术者一手固定患侧前臂上端桡侧，另一手固定肱骨下端尺侧，用相互挤压的力量，首先纠正侧向移位（图236）；继而在牵引姿势下，术者双手握住患侧肘部，以双手拇指推顶尺骨鹰嘴突向前，余指按压肱骨下端向后，同时令助手逐渐屈曲肘关节（图237），即有复位的弹响声发生。

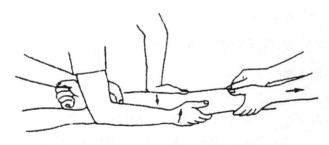

图236　三人拔伸屈肘复位法（一）

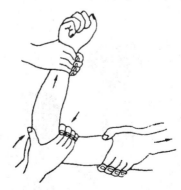

图237　三人拔伸屈肘复位法（二）

中药应用

其用药基本上与肩关节脱位相同（参见 249 页）。如在中后期经 X 线复查有出现骨化性肌炎迹象者，宜选用夏枯叶合剂内服（附方 88），或有一定效果。

注意事项

1. 肘关节脱拉整复容易，一般不必麻醉。术后应屈肘 90 度功能位，石膏固定 3 周（图 238），以利关节囊修复。

2. 后期如有功能障碍，应以锻炼为主，辅以四肢洗方（附方 13）热敷。禁忌手法强行扳拉，否则有可能引起骨膜下血肿而演变为骨化性肌炎（图 239）。其功能锻炼方法有：

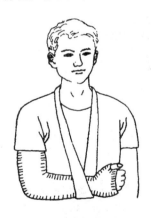

图 238　肘关节脱位整复
后，功能位石膏固定

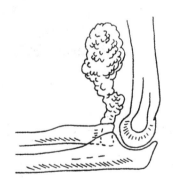

图 239　骨化性肌炎

（1）前臂屈伸锻炼法　患者坐位。患肢的手呈握拳状，上臂后方紧贴桌面并用健手予以固定，然后作伸屈活动，每日 3 次，每次 10～20 下（图 240）。

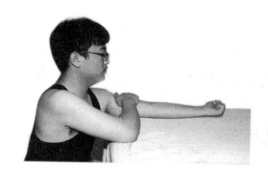

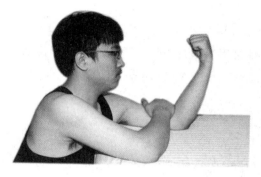

图 240 　前臂伸屈肘锻炼法

（2）前臂旋转锻炼法　患肘屈曲 90 度，然后使前臂作旋前和旋后活动，每日 3 次，每次 10 ~ 20 下（图 241）。

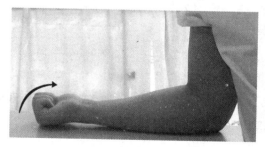

图 241 　前臂旋转锻炼法

典型病例

例1. 胡某，男，31岁。1979年2月28日初诊。

主诉：骑自行车不慎跌倒，致右肘关节肿痛、活动障碍已2小时。检查：右肘外观畸形，尺骨鹰嘴向后方凸出，肘关节三点骨性标志失常，弹性固定于135度位置。X线摄片提示肘关节后脱位伴有侧向（桡侧）移位。运用三人拔伸屈肘复位法后，畸形立即消失，疼痛随之减轻。X线摄片复查，肘关节位置已恢复正常。术后予以功能位石膏托固定3周，以善其后。

例2. 陈某，女，44岁。1981年1月15日初诊。

主诉：右肘外伤后功能障碍已28天。肘关节正侧位X线摄片提示为单纯后脱位。在肘关节腔注入1%普鲁卡因注射液8毫升作为局部麻醉，然后试行三人拔伸屈肘法复位成功，并经X线摄片复查证实。术后屈肘90度功能位石膏托固定3周。拆除石膏托后即用四肢洗方（附方13）热敷局部，同时积极进行功能锻炼。约经2个月治疗，功能基本恢复正常。

桡骨头半脱位

桡骨头半脱位，又称牵拉肘，多见于 2～6 岁儿童。本病是由于腕部被牵拉过重（图242），导致环状韧带嵌入桡骨头与肱骨小头之间而引起的（图243）。

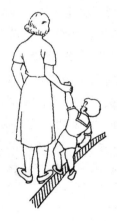

图242　粗暴的突然拉力易引起桡骨头半脱位

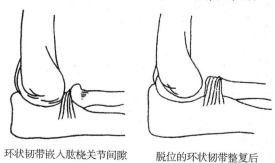

环状韧带嵌入肱桡关节间隙　　　脱位的环状韧带整复后

图243　儿童桡骨头半脱位的发病原理

诊断要点

1. 有牵拉史。

2. 受伤后患儿啼哭，拒绝别人移动其患肢肘部，拒绝用患肢取物或上举手臂。

3. 桡骨头部位有明显压痛。在屈肘90度时，中指置于肱骨外上髁，食指紧靠中指，在食指下面就是桡骨头位置（图244）。

4. 前臂稍作被动旋前或旋后活动时，疼痛加剧。

5. X线摄片不能显示关节的病变。

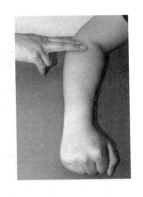

图244 桡骨头位置的确定

手法治疗

（一）前臂旋前复位法

家长固定患侧上臂。术者一手握肘部，拇指按在桡骨头前方，另一手握住腕部，作前臂牵拉并旋前，即有复位的弹响声发生（图245）。

（二）前臂旋后复位法

家长固定患侧上臂。术者一手握住肘部，四指固定肘部前方，中指压住桡骨头向后扳；另一手握住腕部，在前臂牵拉姿势下尽量旋后（图246），继而屈曲肘关节（图247），即有复位的弹响声发生。

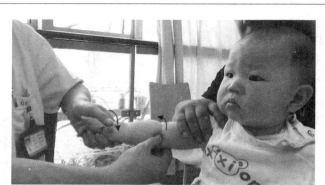

图 245　前臂旋后复位法（一）

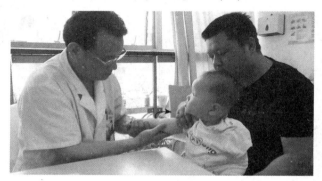

图 246　前臂旋后复位法（二）

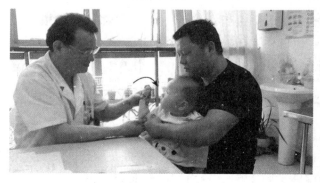

图 247　前臂旋后复位法（三）

中药应用

桡骨头半脱位经手法整复后，若患肘有轻度肿痛者，可外敷断骨丹（附方20）。如患儿体质素弱，宜内服八珍汤（附方34）合六味地黄汤（附方30），有益气血、补肝肾作用，对预防习惯性脱位有效。

注意事项

1. 手法治疗桡骨头半脱位，如运用得当，可立竿见影。

2. 术后应用颈腕吊带固定1~2周（图248）以利关节囊和环状韧带修复，防止日后形成习惯性半脱位。

3. 如一时难以确诊，应进行X线摄片检查，以排除骨折等损伤。

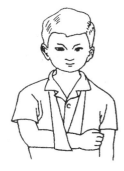

图248　桡骨头半脱位整复后，颈腕吊带固定

典型病例

例1. 虞某，女，3岁。1982年12月6日初诊。

家属诉：早晨起床穿衣服时，因牵拉其右手腕过重，致患儿啼哭不止，并且右手不肯拾物和上举手臂。检查：右肘关节无肿胀，肘后三点骨性标志正常，桡骨头部位有压痛，将其前臂稍作旋前或旋后活动时，则啼哭声加强。肘关节X线摄片无异常。疑为右肘桡骨头半脱位。运用前臂旋前复位法予以整复，在整复过程中有轻微的弹响声发生。术后2~3分钟，上肢即能上举，疼痛消失。嘱其回去后用颈腕吊带固定1周，以防形成习惯性半脱位。

例 2. 余某，男，7 岁。1980 年 7 月 23 日初诊。

主诉：跌倒后致右肘疼痛、功能障碍已 3 天。曾至某医院作 X 线摄片检查无异常发现，按软组织挫伤治疗而症状未见改善。检查：肘部无肿胀及畸形，桡骨头部位有固定压痛点，前臂稍作被动旋前或旋后活动时则疼痛增剧。疑为桡骨头半脱位。在牵引下试行前臂旋后复位法，在手法操作过程中有明显的弹响声发生。术后约 10 分钟，疼痛消失，功能恢复正常。

月骨脱位

月骨是腕骨中最容易脱位的。人体跌倒，腕部处于极度背屈位撑地时，由于头状骨与桡骨之间的相互挤压，就有可能使月骨向掌侧脱位（图249）。

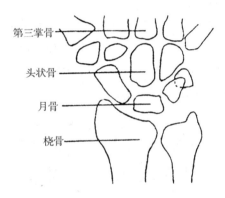

第三掌骨
头状骨
月骨
桡骨

图 249 月骨正常位置

诊断要点

1. 有典型的外伤史。

2. 腕部肿胀，疼痛，活动限制。

3. 在腕部掌面可触及脱位之月骨，其背侧正常月骨部位凹陷加深。

4. 正中神经可能受压而引起桡侧三个半手指麻木（图250）。

5. 屈指肌腱由于受压，而使手指成为半屈曲状，不能完全伸直。

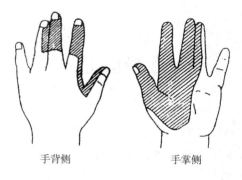

手背侧　　　　　　　　　手掌侧

图 250　正中神经受压引起的手指麻木区

6. X 线摄片对确诊具有决定性意义。正常腕关节正侧位片上，月骨应该是一个四方形阴影，脱位后则变成三角形，侧位片更为明显，月骨已不在桡骨下端与头状骨之间，而是脱出到前面，头状骨向桡骨靠拢（图 251）。

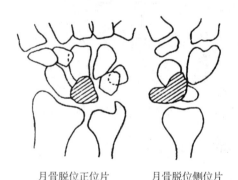

月骨脱位正位片　　　　　　月骨脱位侧位片

图 251　月骨脱位后的 X 先摄片

手法治疗

过伸过屈推顶复位法

在局麻或臂丛麻醉下，术者一手固定腕部，拇指顶住脱出之月骨，另一手握住手指，在牵引姿势下，先将腕部过度背伸，继而将其过度掌屈（图252），即可复位。

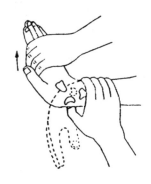

图252　过伸过屈推顶复位法

中药应用

月骨脱位临床上虽为罕见，但其后期出现无菌性坏死率颇高，故应用中药治疗颇有必要。早期外敷散瘀软膏（附方85），内服四物止痛汤（附方18）；瘀阻明显者，加味桃红四物汤（附方52）。后期以四肢洗方（附方13）热敷腕部，有活血祛风、通络止痛之效，内服以益气血、补肝肾为法，如八珍汤（附方34）、加味地黄汤（附方63）等皆可选用。

注意事项

1. 月骨脱位临床上罕见，因而漏诊、误诊时有出现。郑润杰曾遇到一例男性成人伤员，左手腕外伤，肿胀较明显，伴有手指麻木。腕关节正侧位摄片，报告疑为月骨脱位，经手法整复无效。为慎重起见，他将X线片带来会诊。经讨论后确诊为月骨脱位，回去按过伸过屈推顶复位法予以整复，即获得复位成功。

2. 月骨脱位经手法整复后，应即行 X 线摄片检查，以证实是否已经复位。同时，应使腕部掌屈45度予以石膏固定 3 周（图253）。

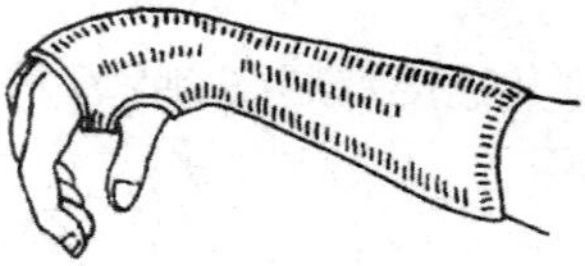

图253　月骨脱位复位后，
掌屈45度石膏固定

3. 腕部舟状骨骨折有明显移位者，应考虑有伴随月骨脱位可能，在临床上称之为"经舟状骨月骨周围脱位"。当月骨脱位整复后，舟状骨移位亦随之纠正。

4. 后期如有功能障碍，可配合四肢洗方（附方13）热敷，并应加强功能锻炼。其锻炼方法参阅腕部扭伤（参见第39页）。

典型病例

例1. 奚某，男，29 岁。1980 年 4 月 15 日初诊。

主诉：平地跌倒时手掌撑地致右腕部肿痛，功能障碍已经 1 天。检查：手指呈半屈曲状，不能伸直，腕背侧正常月骨部位的凹陷加深，腕掌侧正中有骨性隆起。腕部正侧位 X 线摄片提示月骨向掌侧脱位。在局麻下，进行过伸过屈推顶法后，手指即能伸直，腕掌侧骨性隆起随之消失。X 线摄片复查证明月骨已复位。术后在腕掌屈45 度位石膏固定 3 周。拆除固定后复查，腕部仍有轻度肿胀，活动略有限制。乃嘱其用四肢洗方（附方13）煎汤熏洗患部，并进行积极的功能锻炼。1 个月后随访，腕部功能基本恢复正常，肿痛消失。

例2. 王某，男，46 岁，1998 年 5 月 8 日初诊。

主诉：骑自行车跌倒，致右手腕肿痛、活动不利已 1 小时。检查：右手腕轻度肿胀，腕部掌侧正中部位有骨性隆起，手腕背侧月骨部位凹度加深，手指不能完全伸直并有麻木感。X 线摄片

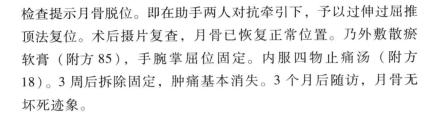

检查提示月骨脱位。即在助手两人对抗牵引下，予以过伸过屈推顶法复位。术后摄片复查，月骨已恢复正常位置。乃外敷散瘀软膏（附方85），手腕掌屈位固定。内服四物止痛汤（附方18）。3周后拆除固定，肿痛基本消失。3个月后随访，月骨无坏死迹象。

掌指关节脱位

掌指关节脱位，常因手指遭受过伸暴力，掌骨头冲破掌侧关节囊而引起。以第一和第二掌指关节脱位为多见。

诊断要点

1. 有损伤史。

2. 局部疼痛、肿胀，功能严重障碍。

3. 掌指关节呈过伸畸形，手指缩短，在掌侧可触及脱位的掌骨头。

4. X 线摄片可确诊。

手法治疗

拔伸推顶复位法

术者一手握住伤指，另一手用拇指在掌侧抵住掌骨头，余指扣住背侧。在牵引下屈曲掌指关节，同时拇指用力向背侧推顶掌骨头，即可复位（图 254）

中药治疗

早期内服四物止痛汤（附方 18），外敷消肿散（附方 21）；中后期以四肢洗方（附方 13）煎汤熏洗为主，每日 2 次，每次 15 分钟，以利功能恢复。

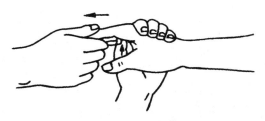

图 254　拔伸推顶复位法

注意事项

1. 复位后应在掌指关节屈曲位固定2～3周。最简单的固定方法，是在手掌中放入绷带一卷，手成半握拳状，然后外面用胶布予以固定（图255）。

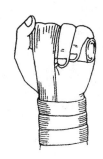

图 255　掌指关节脱位整复后固定法

2. 如经手法多次整复失败者，系因掌骨头被屈指肌腱绞锁所致，应切开复位。

3. 后期如有功能障碍者，应以锻炼为主，其功能锻炼方法有：

（1）抓空锻炼法　患手手指用力伸开，随后用力握拳。如此反复操练，每日3次，每次1～2分钟（图256）。

（2）搓掌锻炼法　手握核桃两枚，在手中作滚转活动，每日3次，每次操练5～10分钟（图257）。

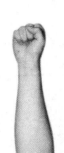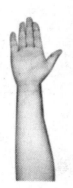

图 256　抓空锻炼法

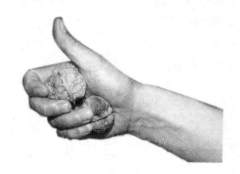

图 257　搓掌锻炼法

典型病例

例1. 王某，女，42 岁。1980 年 10 月 18 日初诊。

主诉：行走踏空。俯卧位跌倒，致右手第二掌指关节处肿痛已 2 小时。检查：右手第二掌指关节呈过伸畸形，其掌面可触及骨性隆起，X 线摄片证实为第二掌指关节脱位。行拔伸推顶复位法后畸形随即纠正，提示复位成功。术后予以掌指关节屈曲 45 度固定 3 周，以善其后。

例2. 陈某，女，38岁。1998年8月16日初诊。

主诉：右手拇指被扭伤后致肿痛、活动不利已2小时。患者于2小时前与人发生口角，右手拇指被对方扭伤，疼痛颇剧。检查：右手拇指掌指关节处明显肿胀，外观畸形，功能严重障碍。X线摄片提示拇指掌指关节脱位，经拔伸推顶复位法后，畸形随之消失。X线摄片复查，拇指掌指关节对位正常。即在掌指关节屈曲位固定，外敷消肿散（附方21），内服四物止痛汤（附方18）。2周后复查，局部肿痛基本消失，唯关节活动尚有轻度障碍。用四肢洗方（附方13）热敷，以利功能恢复。

足舟骨错位

足舟骨位于足的内侧缘，在距骨与 3 块楔骨之间，形似小舟。其后面凹陷连接距骨头；前面稍凸，有连接 3 块楔骨的关节面；外侧面连接骰骨（图 258）。

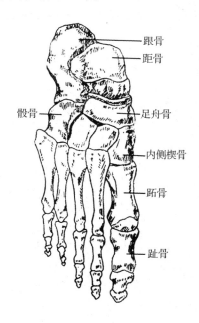

跟骨

距骨

骰骨

足舟骨

内侧楔骨

跖骨

趾骨

图 258　右足骨（从上面看）

当足部处于外展、外翻位扭伤时，由于跗骨间的相互挤压、胫后肌以及周围韧带的牵拉，可使足舟骨向内侧发生轻度错位。

诊断要点

1. 足部有扭伤史。

2. 局部肿胀、疼痛、行动时加剧。

3. 足舟骨部位有明显压痛，与健侧对比观察，可发现患侧足舟骨向内侧轻度凸出。

4. X 线摄片一般无异常发现。

手法治疗

推按复位法

1. 术者一手固定踝关节，拇指抵住足舟骨，另一手握住足部，将踝关节外展外翻（图 259）。

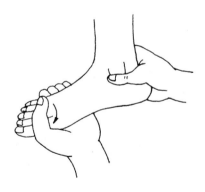

图 259　推按复位法（一）

2. 随后将踝关节内翻，与此同时，拇指顺势推按凸出之足舟骨而复位（图 260）。

中药应用

根据魏指薪教授经验，早期宜外敷断骨丹（附方 20），内服

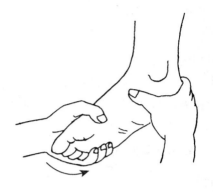

图 260　推按复位法（二）

四物止痛汤（附方 18）。1 周后，局部肿痛已有不同程度的改善，此时应改用碎骨丹（附方 90）外贴，有良好的长骨、续筋和镇痛功效。后期应以下肢损伤洗方（附方 89）热敷为主，以助功能恢复。

注意事项

1. 术后应以小腿石膏固定踝关节于内翻位 2～3 周（参见 79 页图 97），以巩固疗效。

2. 足部的副舟骨是一种先天性发育异常，正常人约 14% 有此变异，并多与扁平足同时存在（图 261）。有此异常者，在足舟骨部位也多有肿痛出现，故术前应作跗骨正斜位 X 线摄片检查，以资鉴别。

3. "错位"属于中医骨伤科专有病名，虽然它是客观存在的，但很难以现代先进科学技术予以鉴定。

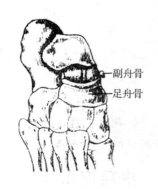

图 261　足的副舟骨变异

例如颈椎错位、胸椎错位、骶髂关节错位等等，骨伤科学术界是公认的，运用伤科手法整复，效果也是很好的，但很难以 X 线摄片或 CT、核磁共振等予以确定。因此，很多西医骨科医生对此难以理解。这说明，祖国医学博大精深，确实是一个伟大的宝库，需要我们努力去钻研，深入探讨。

典型病例

例 1. 黄某，女，48 岁。1982 年 2 月 16 日初诊。

主诉：两天前下楼梯时不慎扭伤左足，疼痛颇剧，行动困难。曾自购消炎止痛膏外贴无效。检查：左足舟骨部位有轻度肿胀和隆起感，压痛明显。跖骨正斜位 X 线摄片无异常发现。拟诊为左足舟骨错位。行推按复位法治疗后即感疼痛减轻，局部突出明显平复。乃外敷断骨丹（附方 20），并在踝关节内翻位予以小腿石膏固定。3 周后拆除固定复查，局部肿胀基本消失，但尚有轻度压痛。给予四肢洗方（附方 13）5 剂，嘱其回去煎汤熏洗局部，以善其后。

例 2. 金某，女，35 岁。1998 年 5 月份 8 初诊。

主诉：左足扭伤疼痛已 3 小时。患者于今日上午在下楼梯时不慎扭伤左足致疼痛、行动不便。检查：左足舟骨部位压痛明显并有轻度隆起感，X 线摄片无异常。拟诊为左足舟骨错位。经推按复位法后，自觉疼痛稍有减轻。乃外敷断骨丹（附方 20），内服四物止痛汤（附方 18）并将踝关节在内翻位固定。1 周后复诊，诉疼痛明显减轻。改用碎骨丹（附方 90）外贴。三周后复查，局部肿痛基本消失。外以下肢损伤洗方（附方 89）热敷，以奏活血、舒筋、通络、镇痛之功。

跖趾关节脱位

　　跖趾关节为椭圆形关节，由跖骨小头与近节趾骨基底部构成，其两侧及底面均有韧带予以加强，可作屈、伸、内收及外展等小范围的运动（图262）。

　　其发生，常由于趾尖踢触硬物而引起近节趾骨向背侧脱位（图263）。临床上以拇趾跖趾关节脱位最多见。

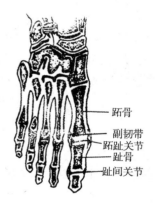

跖骨
副韧带
跖趾关节
趾骨
趾间关节

图262　足关节横断面

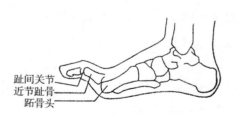

趾间关节
近节趾骨
跖骨头

图263　拇趾跖趾关节脱位

诊断要点

　　1. 均有不同程度的外伤史。

　　2. 局部肿胀、压痛并有明显的外观畸形，功能丧失。

　　3. 由于脱位后屈趾长肌处于被牵拉状态，因而使趾间关节呈屈曲状。

　　4. X线摄片可明确诊断和排除骨折。

手法治疗

拔伸跖屈复位法

以拇趾跖关节脱位为例。术者一手固定足背部，拇指顶住跖骨头掌面；另一手用拇、食两指捏住伤员拇趾，先作过伸牵引，继而屈曲，即可复位（图 264）。

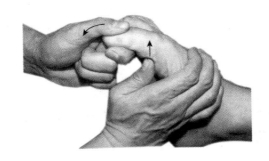

图 264　拔伸跖屈复位法

中药应用

跖趾关节脱位复位后的用药，与上述各种脱位雷同。总的原则是：早期以活血化瘀、理气止痛为法；中期以和营续筋为宜；后期则以中药热敷，从而达到活血舒筋、通络止痛之目的。

注意事项

1. 跖趾关节脱位复位容易，一般术前不必施行麻醉。

2. 术后应将跖趾关节在跖屈位固定 2～3 周，以利关节囊修复。

典型病例

例1. 王某，男，24岁。1980年10月27日初诊。

主诉：昨晚行走时不小心拇趾踢触石块，致右拇跖趾关节肿痛，外观畸形。X线摄片证实为右拇指跖趾关节脱位。行拔伸跖屈复位法治疗后，畸形即纠正，疼痛减轻，表明复位成功。术后行小腿石膏固定3周，以善其后。

例2. 陈某，男，28岁。1999年8月12日初诊。

主诉：左足拇趾外伤后肿痛已1小时。患者于1小时前在踢足球时碰伤左足拇趾，肿痛颇剧。检查：左足拇趾跖趾关节处肿痛，外观畸形。经X线摄片检查，提示拇趾跖趾关节脱位。经拔伸跖屈复位法后，脱位纠正。外敷断骨丹（附方20），内服四物止痛方（附方18）。2周后复诊，患处肿痛明显减轻。给予下肢损伤洗方（附方89）热敷，以善其后。

附　方

1. 黄芪桂枝五物汤

组成　炙黄芪20克，桂枝、炒白芍各5克，生姜2片，大枣4枚。

用法　水煎服，每日1剂。

2. 乌头汤

组成　白蜜30克，炙黄芪15克，制川乌、炒白芍各9克，生麻黄5克，炙甘草3克。

用法　水煎服，每日1剂。

3. 温胆汤

组成　茯苓、炒竹茹、炒枳实各9克，陈皮、姜半夏各5克，炙甘草3克，生姜2片。

用法　水煎服，每日1剂。

4. 杞菊地黄汤

组成　熟地30克，杞子、白菊花、茯苓、山药、山萸肉、泽泻、牡丹皮各9克。

用法　水煎服，每日1剂。

5. 柴胡细辛汤

组成　左金丸（吞）、柴胡、北细辛、薄荷、姜半夏、川芎各5克，当归、地鳖虫、丹参各10克。

用法　水煎服，每日1剂。

6. 川芎钩藤汤

组成　薄荷3克（后入），川芎、炙远志、豆蔻壳、陈皮各5

克，炒枣仁、钩藤、朱茯神、白菊花各 10 克。

用法　水煎服，每日 1 剂。

7. 防风芎归汤

组成　北细辛 3 克，川芎、防风、荆芥、羌活、白芷、制乳香、制没药各 5 克，当归、蔓荆子、丹参、桃仁、苏木、泽兰叶各 10 克。

用法　水煎服，每日 1 剂。

8. 琥珀安神汤

组成　琥珀（吞）、辰砂（冲）、木通、薄荷（后下）各 3 克，白菊花、桑叶、荆芥各 10 克，青龙齿 30 克（先煎）。

用法　水煎服，每日 1 剂。

9. 归脾汤

组成　炙黄芪、党参、炒白术、茯苓、当归、龙眼肉各 9 克，炒枣仁、朱远志、炙甘草各 5 克，木香 3 克，生姜 2 片，大枣 4 枚。

用法　水煎服，每日 1 剂。

10. 补中益气汤

组成　炙黄芪、党参、炒白术、当归各 9 克，柴胡、升麻、陈皮各 5 克，炙甘草 3 克。

用法　水煎服，每日 1 剂。

11. 加味交泰汤

组成　川连、肉桂各 1 克，琥珀粉 2 克（吞），百合、朱麦冬、炒枣仁、柏子仁各 10 克，生地、龙骨、龙齿各 30 克。

用法　水煎服，每日 1 剂。

12. 通窍活血汤

组成　麝香 0.15 克（吞），红花、川芎各 5 克，桃仁、赤芍各 10 克，生姜 2 片，红枣 5 枚，青葱管 5 条，黄酒适量。

用法　水煎服，每日 1 剂。

13. 四肢洗方

组成　落得打 12 克，淫羊藿、独活、桑寄生、桂枝、当归、伸筋草、透骨草各 9 克，红花 5 克。

用法　水煎熏洗局部。

14. 大活络丸

组成　制首乌、麻黄、熟地、乌梢蛇、黄连、乌药、天麻、骨碎补、贯众、沉香、木香、制大黄、甘草、威灵仙、龟甲、蕲蛇、全蝎、广藿香、肉桂、羌活、制草乌各 60 克，葛根、当归各 45 克，细辛、丁香、黄芩、没药、僵蚕、白术、香附、豆蔻、附子、制南星、赤芍、青皮、玄参、乳香各 30 克，制松香、水牛角、地龙、麝香各 15 克，人参 90 克，血竭 21 克，防风 75 克，牛黄、冰片各 4.5 克。

用法　制成大粒蜜丸，每丸重 3.6 克。每日 2 克，每次服 1 粒。

15. 人参再造丸

组成　地龙 150 克，蕲蛇 120 克，桑寄生、葛根、全蝎、威灵仙各 75 克，人参、黄芪、麻黄、白芷、豆蔻仁、肉桂、川芎、当归、茯苓、熟地、甘草、黄连、天麻、姜黄、羌活、大黄、防风、玄参、琥珀、草豆蔻、萆薢、藿香、制首乌各 60 克，白术、香附、龟甲、赤芍、沉香、僵蚕、丁香、胆星、青皮、乳香、没药、朱砂、附片、乌药、天竺黄、细辛、骨碎补各 30 克，红花、血竭各 24 克，麝香、厚朴、松香各 15 克，木香 12 克，冰片 7.5 克。

用法　制成大粒蜜丸，每日 2 次，每次服 1 粒。

16. 三色敷药

组成　黄荆子、紫荆皮各 240 克，当归、五加皮、木瓜、丹参、羌活、赤芍、白芷、独活、姜黄、天花粉、牛膝、威灵仙、防风、马钱子各 60 克，秦艽、川芎各 30 克，连翘 24 克，生甘草 18 克。

用法　共研细末，用蜂蜜或饴糖调拌如厚糊状，敷于患处。

17. 七厘散

组成　血竭 300 克，儿茶 72 克，乳香、没药、红花各 45 克，朱砂 36 克，麝香、冰片各 9 克。

用法　每日 1～2 次，每次服 0.9～1.5 克，开水送服。

18. 四物止痛汤

组成　当归、生地各 12 克，白芍 9 克，川芎、乳香、没药各 6 克。

用法　水煎服，每日 1 剂。

19. 伸筋活血汤

组成　伸筋草、丹参、木瓜、当归、川断、川牛膝各 9 克，制乳香、制没药各 5 克，桂枝、炙甘草各 3 克。

用法　水煎服，每日 1 剂。

20. 断骨丹

组成　乳香炭、没药炭各 1.5 斤，川断、三七、香橼皮、五加皮、皂角子（土煨透）、落得打各 1 斤，荆芥、白及、羌活、茜草、自然铜（醋淬）、防风各 5 两，地鳖虫、蒲公英各 4 两，生大黄 2 两，肉桂 1 两。

用法　共研细末，蜂蜜、冷开水调和，敷贴患处。

21. 消肿散

组成　生大黄、黄芩、黄柏、玄明粉、杜赤豆、芙蓉花各 1 斤。

用法　共研细末，用蜂蜜或饴糖调拌如厚糊状，敷于患处。

22. 五苓散

组成　桂枝 3 克，茯苓、猪苓、泽泻、炒白术各 9 克。

用法　水煎服，每日 1 剂。

23. 五皮饮

组成　陈皮、生姜皮各 6 克，茯苓皮、桑白皮、大腹皮各 9 克。

用法　水煎服，每日 1 剂。

24. 复元活血汤

组成　当归、天花粉、炮山甲、桃仁各 9 克，柴胡、红花、制大黄各 5 克，生甘草 3 克。

用法　水煎服，每日 1 剂。

25. 加味泻白散

组成　参三七、黄芩、生甘草各 3 克，橘络、佛手花各 5 克，桑白皮、地骨皮、牡丹皮、知母、茜草炭、炙枇杷叶各 10 克，生地、白茅根各 30 克。

用法　水煎服，每日 1 剂。

26. 加味四物止痛汤

组成　当归 10 克，川芎 5 克，炒赤芍 10 克，生地 20 克，炙乳没各 5 克，夜交藤 12 克，陈皮 5 克。

用法　水煎服，每日 1 剂。

27. 逍遥散

组成　炒薄荷、生甘草各 8 克，柴胡 5 克，当归、炒白芍、炒白术、白茯苓各 10 克，生姜 2 片。

用法　水煎服，每日 1 剂。

28. 二陈舒肺汤

组成　白茯苓、炒枳壳、马兜铃、炒白芍、麦冬、炙枇杷叶各 9 克，陈皮、姜半夏各 5 克，炙甘草 3 克。

用法　水煎服，每日 1 剂。

29. 龟龄集

组成　鹿茸 750 克，人参 600 克，海马、石燕各 300 克，附子 540 克，生地、穿山甲、青盐各 240 克，苁蓉 270 克，熟地 180 克，天冬、川牛膝、地骨皮、砂仁各 120 克，补骨脂、锁阳、菟丝子、枸杞子各 90 克，急性子、公丁香各 75 克，杜仲、蜻蜓、淫羊藿各 60 克，细辛 45 克，甘草 30 克，蚕蛾 27 克，硫黄 9 克，麻雀脑 100 个，朱砂 75 克。

用法　每瓶 3 克装，散剂。每瓶分 10 次吞服，每日服 1 ~ 2 次。

30. 六味地黄汤

组成　熟地 30 克，山药、山萸肉、茯苓、泽泻、牡丹皮各 9 克。

用法　水煎服，每日 1 剂。

31. 舒筋合剂

组成　泽兰叶、当归、炒赤芍、桃仁、伸筋草、炒桑枝、川牛膝、天花粉各 9 克，红花、制乳香、制没药、炙蕲蛇各 5 克，炙蜈蚣 4 条，生甘草 3 克。

用法　水煎服，每日 1 剂。

32. 泽兰叶汤

组成　泽兰叶、当归、赤芍、川牛膝、制大黄、延胡索各 9 克，乌药 6 克，红花、生甘草各 3 克。

用法　水煎服，每日 1 剂。

33. 金匮肾气丸

组成　熟地 240 克，山药、山萸肉各 120 克，泽泻、茯苓、牡丹皮各 90 克，肉桂、制附子各 30 克。

用法　制成蜜丸，每次 9 克，每日 2 次，淡盐汤送服。

34. 八珍汤

组成　熟地 30 克，党参、炒白术、茯苓、当归、白芍各 9 克，川芎 5 克，炙甘草 3 克。

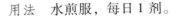

用法　水煎服，每日 1 剂。

35. 十全大补汤

组成　熟地 20 克，人参、炙黄芪、当归、白芍、炒白术、茯苓各 9 克，川芎 5 克，炙甘草、肉桂各 3 克。

用法　水煎服，每日 1 剂。

36. 人参养荣汤

组成　熟地 20 克，炙黄芪、人参、茯苓、炒白术、当归、白芍各 9 克，五味子、朱远志、陈皮各 5 克，肉桂 3 克。

用法　水煎服，每日 1 剂。

37. 独活寄生汤

组成　熟地 20 克，独活、桑寄生、防风、当归、白芍、人参、茯苓、牛膝、炒杜仲各 9 克，秦艽、川芎各 5 克，肉桂、炙甘草各 3 克，北细辛 1.5 克。

用法　水煎服，每日 1 剂。

38. 加味桃核承气汤

组成　桃仁、玄明粉（冲）、炒枳实、当归、川牛膝各 10 克，桂枝、生甘草、参三七各 3 克，厚朴 5 克。

用法　水剂服，每日 1 剂，一般服一二剂后即停服。

39. 补阳还五汤

组成　生黄芪 30 克，当归尾、赤芍各 9 克，地龙、川芎、桃仁、红花各 3 克。

用法　水煎服，每日 1 剂。

40. 忍冬藤合剂

组成　忍冬藤、生地、白芍各 30 克，丝瓜络、牡丹皮、生甘草、怀牛膝、木瓜、蕲蛇、炒桑枝各 10 克，炙蜈蚣 5 条，制乳香、制没药各 5 克。

用法　水煎服，每日 1 剂。

41. 健步虎潜丸

组成 羊肉 960 克，黄柏、龟甲各 120 克，牛膝 105 克，熟地、知母各 60 克，白芍 45 克，当归、锁阳各 30 克，陈皮 22.5 克，干姜 15 克。

用法 小粒丸剂，每日 1 次，每次服 9 克，温开水送服。

42. 二参汤

组成 党参 30 克，北沙参 15 克，炙黄芪 30 克，炒枣仁 10 克，炒白芍 10 克，大熟地 30 克，茯苓 10 克，杞子 15 克，补骨脂 10 克，炙甘草 5 克，威灵仙 10 克，葛根 15 克，桂枝 5 克。

用法 水煎服，每日 1 剂。

43. 加味芍药甘草汤

组成 生白芍 30 克，生甘草 10 克，伸筋草 10 克，钩藤 20 克，生地 20 克，忍冬藤 30 克，丝瓜络 10 克，鸡血藤 15 克，络石藤 30 克，川牛膝 10 克，鲜石斛 30 克。

用法 水煎服，每日 1 剂。

44. 加味甘麦大枣汤

组成 生甘草 9 克，小麦 30 克，大枣 7 枚，百合 30 克，知母 10 克，生地黄 20 克，炒枣仁 10 克，合欢皮 10 克，佛手 10 克。

用法 水煎服，每日 1 剂。

45. 加味玉屏风散

组成 炙黄芪 30 克，炒白芍 10 克，防风 10 克，北细辛 3 克，当归 10 克，炙麻黄 3 克，威灵仙 10 克，桂枝 6 克，炒白术 10 克，炙甘草 5 克，鸡血藤 15 克，鹿角片 15 克（先煎），羌独活各 10 克，干石斛 30 克，制川草乌各 3 克（先煎）。

用法 水煎服，每日 1 剂。

46. 参芪通络饮

组成 炙黄芪 50 克，党参 30 克，炒白术 10 克，当归 10 克，

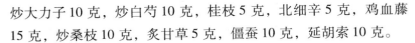

炒大力子 10 克，炒白芍 10 克，桂枝 5 克，北细辛 5 克，鸡血藤 15 克，炒桑枝 10 克，炙甘草 5 克，僵蚕 10 克，延胡索 10 克。

用法　水煎服，每日 1 剂。

47. 五桑四藤汤

组成　炒桑枝 10 克，桑叶 10 克，桑寄生 10 克，桑椹子 15 克，海风藤 15 克，桑白皮 10 克，钩藤 10 克，忍冬藤 30 克，天仙藤 10 克，络石藤 15 克，鸡血藤 10 克，全蝎 5 克，生地 30 克，威灵仙 10 克，炙蜈蚣 2 条（打）。

用法　水煎服，每日 1 剂。

48. 牛蒡子汤

组成　炒大力子 10 克，僵蚕 10 克，白蒺藜 10 克，独活 10 克，秦艽 10 克，姜半夏 5 克，白芷 5 克，炒桑枝 10 克。

用法　水煎服，每日 1 剂。

49. 加味当归四逆汤

组成　当归 10 克，桂枝 5 克，炒白芍 10 克，炙甘草 5 克，北细辛 3 克，通草 5 克，大枣 5 枚，炙黄芪 30 克，生姜 2 克，吴萸 5 克。

用法　水煎服，每日 1 剂。

50. 补肝合剂

组成　当归 10 克，炒枣仁 10 克，延胡索 10 克，川芎 5 克，麦冬 10 克，玄参 10 克，炒桑枝 10 克，木瓜 10 克，生甘草 5 克，生地 20 克，炒白芍 10 克，钩藤 10 克，怀牛膝 10 克，忍冬藤 30 克，全蝎 5 克。

用法　水煎服，每日 1 剂。

51. 康复合剂

组成　生黄芪 60 克，泽兰叶 10 克，当归 10 克，炒赤芍 10 克，生甘草 5 克，荆三棱 10 克，莪术 10 克，炮山甲 10 克（打，先煎），陈皮 5 克，伸筋草 10 克，钩藤 10 克（后下），蜈蚣 3 条（打），全蝎 5 克，制乳没各 5 克，炒桑枝 10 克，僵蚕 10 克，炒大力子 10 克。

用法　水煎服，每日 1 剂。

52. 加味桃红四物汤

组成　桃仁 10 克（打），红花 5 克，炒赤芍 10 克，川芎 5 克，生地 20 克，炒青皮 10 克，炒枳壳 10 克，生甘草 5 克，参三七 3 克，当归 10 克，川牛膝 10 克。

用法　水煎服，每日 1 剂。

53. 柔筋通络合剂

组成　鸡血藤 15 克，忍冬藤 30 克，丝瓜络 10 克，牡丹皮 10 克，炒赤芍 10 克，生甘草 5 克，川牛膝 10 克，炒桑枝 10 克，制乳没各 5 克，木瓜 10 克，桂枝 5 克，钩藤 20 克（后入），生地 20 克，全蝎 5 克，蜈蚣 4 条（打），干石斛 30 克。

用法　水煎服，每日 1 剂。

54. 滑膜炎合剂

组成　黄柏 5 克，制苍术 10 克，川牛膝 10 克，生米仁 30 克，泽泻 10 克，桂枝 5 克，生石膏 20 克（打，先煎），知母 10 克，炒赤芍 10 克，六一散 10 克（包煎）。

用法　水煎服，每日 1 剂。小儿药量减半。

55. 蚕砂合剂

组成　蚕砂 10 克（包煎），木防己 10 克，生米仁 30 克，连翘 15 克，六一散 10 克（包煎），土茯苓 30 克，盐水炒黄柏 5 克，制苍术 10 克，川牛膝 10 克，知母 10 克，萆薢 10 克，紫雪散 2 克（吞）。

用法　水煎服，每日 1 剂。小儿酌减。

56. 加味木防己汤

组成　木防己15克，桂枝6克，生石膏30克（先煎），光杏仁10克，滑石15克（打、先煎），通草9克，生米仁30克。

用法　水煎服，每日1剂。

57. 龙胆泻肝汤

组成　龙胆草6克，木通10克，泽泻10克，醋炒柴胡3克，生地30克，生甘草3克，当归10克，炒山栀10克，黄芩5克，车前子10克，土茯苓30克，怀牛膝10克。

用法　水煎服，每日1剂。

58. 活血消肿散

组成　芙蓉花20斤，生大黄20斤，杜赤豆20斤，冰片50克，延胡索10斤，地鳖虫10斤。

用法　共研细末，以蜂蜜调料外敷。

59. 续骨活血汤

组成　当归10克，川芎5克，生地20克，炒赤芍10克，红花5克，地鳖虫10克，骨碎补10克，煅自然铜10克（打，先煎），炒川断10克，陈皮5克，生甘草5克。

用法　水煎服，每日1剂。

60. 活血化瘀合剂

组成　荆三棱10克，莪术10克，当归10克，鸡血藤30克，川芎10克，桂枝15克，红花10克，北细辛10克，伸筋草15克，威灵仙15克，炒赤芍15克，生甘草10克，制川乌、制草乌各5克（先煎）。

用法　煎汤熏洗，不可内服。

61. 柴胡疏肝散

组成　醋炒柴胡10克，炒枳壳10克，炙甘草5克，橘络5克，合欢皮10克，川芎5克，制香附5克，佛手10克，参三七

3 克，光杏仁 10 克。

用法　水煎服，每日 1 剂。

62. 阳和汤

组成　鹿角胶 10 克（烊冲），炙麻黄 3 克，肉桂 3 克（后入），炙甘草 3 克，炒白芥子 6 克，熟地 30 克，炮姜 2 克，生黄芪 30 克。

用法　水煎服，每日 1 剂。

63. 加味地黄汤

组成　生地 30 克，怀山药 10 克，泽泻 10 克，山萸肉 10 克，茯苓 10 克，牡丹皮 10 克，龟甲胶 10 克（烊冲），鹿角胶 10 克（烊冲），怀牛膝 10 克。

用法　水煎服，每日 1 剂。

64. 滋阴降火合剂

组成　知母 10 克，盐水炒黄柏 5 克，生地 20 克，怀山药 10 克，白茯苓 10 克，山萸肉 10 克，泽泻 10 克，牡丹皮 10 克，炒白芍 10 克，生甘草 5 克。

用法　水煎服，每日 1 剂。

65. 培补合剂

组成　党参 30 克，炒白术 10 克，白茯苓 10 克，炙甘草 5 克，当归 10 克，川芎 5 克，熟地 30 克，炒白芍 10 克，陈皮 5 克，炒杜仲 10 克，炒川断 10 克，鹿角片 10 克（先煎）。

用法　水煎服，每日 1 剂。

66. 加味桂枝芍药知母汤

组成　川桂枝 6 克，炒白芍 12 克，制附片 6 克（先煎），北细辛 3 克，炙麻黄 3 克，防风 6 克，炒白术 10 克，生甘草 5 克，生姜 2 片，知母 10 克，生石膏 30 克（先煎），威灵仙 10 克。

用法　水煎服，每日 1 剂。

67. 加味四逆散

组成　醋炒柴胡 5 克，炒赤芍 10 克，炒炽壳 10 克，生甘草 5 克，川楝子 10 克，延胡索 10 克，佛手 10 克，光杏仁 10 克，参三七 3 克（另煎冲）。

用法　水煎服，每日 1 剂。

68. 骨质增生汤

组成　熟地 30 克，鹿含草 20 克，骨碎补 20 克，淡丛蓉 30 克，淫羊藿 20 克，鸡血藤 20 克，炒莱菔子 10 克，威灵仙 10 克。

用法　水煎服，每日 1 剂。

69. 加味四物汤

组成　当归 10 克，川芎 5 克，炒赤芍 10 克，生地 30 克，参三七 3 克，制乳没各 6 克，陈皮 5 克，天花粉 20 克，夜交藤 10 克，川牛膝 10 克。

用法　水煎服，每日 1 剂。

70. 龟鹿二仙汤

组成　龟甲胶 10 克（烊冲），鹿角胶 10 克（烊冲），枸杞子 20 克，党参 30 克。

用法　水煎服，每日 1 剂。

71. 肾药合剂

组成　红对叶肾（石血）10 克，白对叶肾（扶芳藤）10 克，鸡屎藤 10 克，棉花肾（梵天花）10 克，龙芽肾（龙芽草）10 克，花麦肾（野荞麦）10 克，党参 30 克，枸杞子 15 克，怀牛膝 10 克，炙黄芪 30 克，大枣 10 枚，制黄精 30 克，荔枝肾（蔓茎鼠尾草）10 克。

用法　水煎服，每日 1 剂。

72. 左归丸

组成　熟地 240 克，怀山药 120 克，枸杞子 120 克，山茱萸

120 克，怀牛膝 90 克，菟丝子 120 克，鹿角胶 120 克，龟甲胶 120 克。

　　用法　将上药制成蜜丸，每日 2 次，每次 10 克，开水送服。

73. 右归丸

　　组成　熟地 240 克，怀山药 120 克，山茱萸 90 克，枸杞子 120 克，鹿角胶 120 克，菟丝子 120 克，炒杜仲 120 克，当归 90 克，肉桂 60 克，制附子 60 克。

　　用法　制成蜜丸，每日 2 次，每次 10 克，开水送服。

74. 三才封髓丹

　　组成　西洋参 5 克（另煎），天冬 10 克，生地 30 克，砂仁 5 克（后入），盐水炒黄柏 5 克，金樱子 10 克，芡实 10 克，生龙骨 30 克（打，先煎），生牡蛎 30 克（打，先煎）。

　　用法　水煎服，每日 1 剂。

75. 加味四神丸

　　组成　补骨脂 10 克，吴茱萸 5 克，肉豆蔻 5 克（后入），党参 30 克，炒白术 10 克，白茯苓 10 克，怀山药 20 克，炙甘草 3 克，炒鸡内金 10 克。

　　用法　水煎服，每日 1 剂。

76. 参苓白术散

　　组成　党参 30 克，白茯苓 10 克，炒白术 10 克，砂仁 5 克（后入），炒扁豆 10 克，怀山药 10 克，熟米仁 30 克，炙甘草 5 克，莲子肉 15 克。

　　用法　水煎服，每日 1 剂。

77. 七味白术散

　　组成　党参 30 克，炒白术 10 克，白茯苓 10 克，炙甘草 5 克，藿香叶 10 克，木香 5 克，葛根 15 克。

　　用法　水煎服，每日 1 剂。

78. 和营续骨合剂

组成　当归 10 克，川芎 5 克，炒白芍 10 克，生地 30 克，地鳖虫 10 克，生甘草 5 克，骨碎补 10 克，煅自然铜 15 克（打，先煎），陈皮 5 克，干石斛 30 克。

用法　水煎服，每日 1 剂。

79. 养阴柔肝合剂

组成　生地 20 克，麦冬 10 克，干石斛 30 克，钩藤 10 克，炒白芍药 10 克，生甘草 5 克，忍冬藤 20 克，玄参 10 克，黑鳗藤根 30 克，木瓜 10 克，丝瓜络 10 克。

用法　水煎服，每日 1 剂。

80. 加味增液汤

组成　当归 10 克，川芎 5 克，炒白芍 10 克，生地 20 克，玄参 10 克，麦冬 10 克，忍冬藤 30 克，丝瓜络 10 克，牡丹皮 10 克，钩藤 10 克，怀牛膝 10 克，生甘草 5 克，全蝎 5 克，炙蜈蚣 3 条（打）。

用法　水煎服，每日 1 剂。

81. 加味杞菊地黄汤

组成　枸杞子 10 克，白菊花 10 克，生地 20 克，怀山药 20 克，泽泻 10 克，牡丹皮 10 克，山萸肉 10 克，炒白芍 10 克，生甘草 5 克，天麻 10 克，石决明 30 克（打，先煎）。

用法　水煎服，每日 1 剂。

82. 妊娠坐骨神经痛方

组成　当归 10 克，炒白芍 10 克，炒白术 10 克，川芎 5 克，泽泻 10 克，炒川断 10 克，炒杜仲 10 克，桑寄生 10 克，鸡血藤 10 克，炙黄芪 30 克，炙甘草 5 克。

用法　水煎服，每日 1 剂。

83. 小金丹

组成　白胶香、制草乌、五灵脂、地龙、制番木鳖各 150 克，制乳香、制没药、当归各 75 克，麝香 30 克，墨炭 12 克。

用法　共研极细末，糊丸，芡实大，每服 1 丸，陈酒送服。

84. 麻黄附子细辛汤

组成　炙麻黄 5 克，制附片 10 克（先煎），北细辛 5 克。

用法　水煎服，每日 1 剂。

85. 散瘀软膏

组成　生大黄、黄芩、黄柏、玄明粉、杜赤豆、芙蓉叶各等分。

用法　上药共研极细末，以蜂蜜、冷开水调拌外敷。

86. 补肾壮筋汤

组成　熟地 30 克，当归 10 克，怀牛膝 10 克，山萸肉 10 克，白茯苓 10 克，炒川断 10 克，炒杜仲 10 克，炒白芍 10 克，生甘草 5 克，五加皮 10 克，鹿筋片 15 克（另煎服），陈皮 5 克，炙黄芪 30 克。

用法　水煎内服，每日 1 剂。

87. 七宝美髯丹

组成　制首乌 15 克，白茯苓 10 克，怀牛膝 10 克，枸杞子 15 克，菟丝子 10 克，补骨脂 10 克，当归 10 克。

用法　水煎服，每日 1 剂。

88. 夏枯草合剂

组成　昆布 15 克，海藻 15 克，夏枯草 15 克，生牡蛎 30 克（先煎），醋炒柴胡 5 克，炒白芍 10 克，陈皮 5 克，玄参 15 克，浙贝母 15 克，连翘 15 克。

用法　水煎服，每日 1 剂。

89. 下肢损伤洗方

组成　伸筋草 15 克，透骨草 15 克，五加皮 15 克，荆三棱 15 克，莪术 15 克，独活 10 克，海桐皮 10 克，川牛膝 10 克，鸡血藤 30 克，红花 10 克，桂枝 10 克，炒赤芍 10 克，炙甘草 5 克。

用法　煎汤熏洗，不宜内服。

90. 碎骨丹

组成　骨碎补 2500 克，白及片 2000 克，陈皮 4500 克，五加皮 4500 克，川断炭 2000 克，血竭 200 克，地鳖虫 2000，参三七 4500 克，乳没炭各 4500 克，麝香 250 克，西月石 1000 片，冰片 500 克。

用法　为末，取适量以蜂蜜、冷开水调拌处敷。

91. 鸡鸣散

组成　紫苏叶 10 克，宣木瓜 10 克，桔梗 10 克，花槟榔 10 克，广陈皮 5 克，吴萸 5 克，川牛膝 10 克，川桂枝 5 克，木防己 10 克，生米仁 30 克，生姜 2 片。

用法　水煎服，每日 1 剂。

92. 水牛角合剂

组成　水牛角 30 克（先煎），木防己 10 克，光杏仁 10 克，桂枝 6 克，生石膏 30 克（打，先煎），六一散 10 克（包煎），牡丹皮 10 克，生米仁 30 克，川牛膝 10 克，泽泻 10 克，蚕砂 10 克（包煎），紫雪散 2 克（另吞），知母 10 克，炒赤芍 10 克。

用法　水煎服，每日 1 剂。

93. 防己黄芪汤

组成　木防己 15 克，生黄芪 30 克，生甘草 5 克，炒白术 10 克，川桂枝 5 克，白茯苓 10 克。

用法　水煎服，每日 1 剂。

94. 宣痹汤

组成　木防己 15 克，光杏仁 10 克，滑石 15 克（打，先煎），连翘 10 克，炒栀子 10 克，生米仁 30 克，姜半夏 5 克，蚕砂 10 克（包煎），杜赤豆 30 克，海桐皮 10 克，片姜黄 6 克。

用法　水煎服，每日 1 剂。

95. 香砂六君子汤

组成　广木香 5 克，砂仁 5 克（后入），党参 30 克，炒白术 10 克，白茯苓 10 克，炙甘草 5 克，陈皮 5 皮，姜半夏 5 克。

用法　水煎服，每日 1 剂。

96. 疏肝止痛合剂

组成　牡丹皮 10 克，炒栀子 10 克，醋炒柴胡 5 克，炒白术 10 克，炒白芍 10 克，茯苓 10 克，炙甘草 5 克，当归 10 克，佛手 10 克，橘络 5 克，延胡索 10 克。

用法　水煎服，每日 1 剂。

97. 舒肝散

组成　醋炒柴胡 5 克，当归 10 克，炒白术 10 克，白茯苓 10 克，炙甘草 5 克，川芎 5 克，陈皮 5 克，姜半夏 5 克，制香附 5 克，玫瑰花 5 克，八月札 10 克，钩藤 10 克。

用法　水煎服，每日 1 剂。

98. 柴胡陷胸汤

组成　醋炒柴胡 5 克，姜半夏 5 克，川连 3 克（研吞），桔梗 10 克，黄芩 5 克，瓜蒌仁 10 克（打），炒枳壳 10 克，炒赤芍 10 克，生姜 2 片。

用法　水煎服，每日 1 剂。

99. 膈下逐瘀汤

组成　炒枳壳 10 克，牡丹皮 10 克，延胡索 10 克，制香附 5 克，乌药 5 克，炒五灵脂 10 克（包煎），桃仁 10 克，红花 5 克，

川牛膝 10 克，当归 10 克，炒赤芍 10 克，生甘草 10 克，参三七 3
克（研吞），天花粉 15 克。

　　用法　水煎服，每日 1 剂。

100. 少腹逐瘀汤

　　组成　小茴香 3 克，当归 10 克，炒赤芍 10 克，桃仁 10 克，
生甘草 5 克，川芎 5 克，桂枝 3 克，干姜 3 克，延胡索 2 克，参
三七 3 克（研吞），炒蒲黄 10 克，炒五灵脂 10 克（包煎），天花
粉 20 克。

　　用法　水煎服，每日 1 剂。

101. 充髓养血汤

　　组成　熟地 30 克，当归 10 克，炒白芍 10 克，炒白术 10 克，
党参 30 克，炙黄芪 30 克，补骨脂 10 克，淡苁蓉 30 克，枸杞子
10 克，陈皮 5 克，鹿角片 15 克（先煎），千年健 10 克。

　　用法　水煎服，每日 1 剂。

102. 桂枝加葛根汤

　　组成　桂枝 10 克，炒白芍 15 克，炙甘草 5 克，生姜 2 片，
大枣 5 枚，葛根 15 克。

　　用法　水煎内服，每日 1 剂。

103. 加味八珍汤

　　组成　党参 20 克，炒白术 10 克，茯苓 10 克，炙甘草 5 克，
当归 10 克，川芎 5 克，熟地 20 克，炒白芍 10 克，陈皮 5 克。

　　用法　水煎内服，每日 1 剂。

104. 血府逐瘀汤

　　组成　当归 10 克，生地黄 20 克，桃仁 10 克，红花 5 克，炒
枳壳 10 克，炒赤芍 10 克，醋炒柴胡 5 克，生甘草 3 克，桔梗 10
克，川芎 5 克，川牛膝 10 克。

　　用法　水煎内服，每日 1 剂。

参考文献

1. 李国衡．伤科常见疾病治疗法．上海人民出版社，1971年。

2. 冯天有．中西医结合治疗软组织损伤．人民卫生出版社，1977年。

3. 叶衍庆．魏指薪医师伤科手法的应用指征及疗效机制．中华外科杂志，1962，（5）：271。

4. 天津医院，等．按摩．人民卫生出版社，1974年。

5. 上海中医学院．中医伤科学．上海人民出版社，1972年。

6. 上海市伤骨科研究所．伤骨科论文汇编第四辑．内部资料，1978年。

7. 陈占魁．陈氏祖传正骨手法．黑龙江人民出版社，1963年。

8. 北京中医学院附属医院．刘寿山正骨经验．人民卫生出版社，1966年。

9. 张安桢，等．林如高正骨经验．福建人民出版社，1977年。

10. 安徽医学院附属医院．中医按摩学简编．人民卫生出版社，1965年。

11. 钱秀昌．伤科补要．上海科学技术出版社，1963年。

12. 明·薛己．正体类要．上海科学技术出版社，1959年。

13. 元·危亦林．世医得效方．上海科学技术出版社，1964年。

14. 候熙德，等．背痛的诊断与治疗．江苏人民出版社，1964年。

15. 沈克非．外科学．人民卫生出版社，1956年。

16. 上海市伤科研究所，等．手部创伤的处理．上海人民出版社，1976年。

17. 天津医院骨科．临床骨科学．人民卫生出版社，1973年。

18. 陈中伟．创伤骨科与断肢再植．上海人民出版社，1974年。

19. 马安权．小儿外科学与小儿矫形外科学．人民卫生出版社，1962年。

20. 上海中山医院，等．矫形外科理学诊断．上海人民出版社，1977 年。

21. 北京中医医院．中西医结合临床外科手册．北京出版社，1980 年。

22. 文登县整骨医院．整骨手册．山东科学技术出版社，1980 年。

23. 南京医学院．人体解剖图谱．人民卫生出版社，1962 年。

24. 中国医科大学．局部解剖学．人民卫生出版社，1979 年。

25. 刘润田，等．骨与关节损伤治疗图解．人民卫生出版社．1965 年。

26. 上海市川沙县人民医院，等．骨折、脱位与软组织损伤．上海人民出版社，1975 年。

27. 罗军忠，等．骨科疾病诊疗手册．第四军医大学出版社，2009 年。

28. 孟继懋，等．骨科学．上海科学技术出版社，1984 年。

29. 段胜如．段胜如临床经验——正骨按摩．华文出版社，2000 年。

30. 刘学政．人体解剖学．人民卫生出版社，2011 年。